秦伯未医学丛书

秦伯未读内经记
内经病机十九条之研究

秦伯未 ◎ 著

U0206748

中国健康传媒集团
中国医药科技出版社

内 容 提 要

　　《秦伯未读内经记》是秦老钻研《内经》奥义、积十年学习《内经》的读书札记。旁征博引，依理剖析其中，有关文字讨论者 78 条，有关训诂研究者 57 条，有关句读商榷者 3 条。剖解很多，使《内经》中一些舛错难解或疏漏脱简之处，得以厘正说明，对于理解《内经》原文有很大的指导意义。《内经病机十九条之研究》是秦老撷取各家的论注，参以个人见解，编写而成。分为两大部分，一为"分析研究"，是将病机十九条之原文逐条分析阐述；一为"合并研究"，是将病机十九条中有关条文，综合类比，对理解和运用病机十九条有很好的参考意义，可指导临床辨证用药。本书可供科研工作者、中医院校师生、临床中医师及中医药爱好者使用。

图书在版编目（CIP）数据

　　秦伯未读内经记：内经病机十九条之研究 / 秦伯未著 . — 北京：中国医药科技出版社，2021.11

　　（秦伯未医学丛书）

　　ISBN 978-7-5214-2696-0

　　Ⅰ.①秦… Ⅱ.①秦… Ⅲ.①《内经》—研究 Ⅳ.① R221.09

　　中国版本图书馆 CIP 数据核字（2021）第 185101 号

美术编辑　陈君杞
版式设计　也　在

出版　**中国健康传媒集团** | 中国医药科技出版社
地址　北京市海淀区文慧园北路甲 22 号
邮编　100082
电话　发行：010-62227427　邮购：010-62236938
网址　www.cmstp.com
规格　710 × 1000 mm $^{1}/_{16}$
印张　8 $^{1}/_{2}$
字数　86 千字
版次　2021 年 11 月第 1 版
印次　2021 年 11 月第 1 次印刷
印刷　三河市万龙印装有限公司
经销　全国各地新华书店
书号　ISBN 978-7-5214-2696-0
定价　**28.00 元**

获取新书信息、投稿、为图书纠错，请扫码联系我们。

《秦伯未医学丛书》
编 委 会

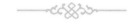

著 秦伯未

辑 吴大真　王凤岐　王　雷　秦　棘

　　秦　淼　王　雪　范志霞

工作人员（按姓氏笔画排序）

丁志远　于　欣　马石征　王　雪

王　敏　王　雷　王凤岐　王丽丽

王晓曼　王博岩　孙增坤　杜　欣

李　宁　李　顺　李书辉　李剑颖

杨奇君　杨建宇　杨艳卓　吴大真

吴晓川　邱　浩　宋世昌　张　霆

张芳芳　陈丽云　范志霞　金芬芳

周毅萍　胡　蓉　秦　棘　秦　淼

郭新宇　谢静文

一

一九七〇年元月二十七日晚上八时，在北京东直门医院内科病房，一位头发苍白、骨瘦如柴、面色憔悴、生命垂危的老人，低微而深沉地说："人总是要死的，死也不怕，但未能把我对中医学习的得失经验全部留给后人，这是我终生的遗憾，希望你们……"老人的话音渐渐地消失，两目圆睁，心脏停止了跳动，含着无限的遗憾与世长辞。他，就是一代名医秦伯未，近代中医学史上的一颗璀璨的明星。

秦老曾任原卫生部中医顾问、北京中医学院（现北京中医药大学）院务委员会常务委员、中华医学会副会长、国家科委中药组组员、药典编辑委员会委员、农工民主党中央委员等职务，先后担任全国第二、三、四届政协委员。

秦老一生致力于中医事业，对中医学有精湛的造诣，为继承与发展中医学含辛茹苦，为培养和造就中医人才呕心沥血。他学识渊博，经验丰富，尤其擅长写作，在中医学近代史上留下了许多宝贵的著述，从早年集清代二十余名家之《清代名医医案精华》问世，到晚年医理精深的《谦斋医学讲稿》出版，共著书立说达六十余部，计千万字之巨。这些作品，既有继承前人余绪，又有发明古义，昭示后人；既有别出心裁之理论，又有实践依据之心得。在许多报纸杂志上还发表了大量的医文、史话、诗词、歌赋，甚至连《健康报》副刊上的《医林》《诊余闲话》等专栏名称，都出于他的建议。

二

秦老名之济，字伯未，号谦斋。生于一九〇一年农历六月初六日辰时，上海市上海县陈行镇（又名陈家行）人。

秦老因生于农历六月，正值江南仲夏，荷花盛开，故他一生酷爱荷花。曾著有许多吟荷颂荷的诗画作品，常以荷花的"出污泥而不染，一身洁净"自勉。他常告诫我们："做人要有人格，看病要有医德，贫莫贫于无才，贱莫贱于无志，缺此不可为良医。"他在《五十言怀》中写道："双梓婆娑认故乡，盈怀冰炭数回肠；已无亲养输财尽，尚有人来乞要忙。远世渐顽疑木石，齐民乏术课蚕桑；休论魏晋纷纭劫，空茸先庐锁夕阳。"一九八一年元月第九次再版的《中医入门》，即以淡雅的荷花为封面，意示对秦老的深切怀念。

一九六九年，秦老以风烛之年，抱病之身，孤独一人度过了在人世间的最后一个生日，在鼓楼大街首都照相馆留下了最后一张照片，所幸被保存下来。在照片的背面写着：一九六九年七月廿九日即农历己酉六月既望摄于鼓楼，谦斋时年六十有九。

三

秦老祖父笛桥，名乃歌，号又词，工诗辞古文，谦擅六法，以余事攻医，活人甚众，声誉颇隆。著有《读内经图》《玉瓶花馆丛稿》《俞曲园医学笔记》等。《清代名医医案精华》中的第十四家，即记其医案三十一篇。秦老父亲锡祺和伯父锡田，均精儒通医。秦老出此门庭，耳濡目染，影响所及，髫龄即读医书，《医学三字经》《药性赋》《脉诀》等启蒙书早已诵熟。并自幼酷爱文学，凡经史子集无所不览。及长就读于上海第三中学。一九一九年进入名医丁甘仁创办的上海中医专门学校深造，他勤奋学习，刻苦自励，每夜攻读，黄卷青灯，不敢稍懈，夜以继日，寒暑不辍，当时已蜚声校内，一九二三年以第二届第一名毕业。有道是"书山有路勤为径，学海无涯苦作舟"，自此奠定了他老人家一生从事中医事业的基础。他在中医领域内博览群书，考诸家之得失，排众说之纷纭，而尤致力于《内经》《难经》《伤寒论》《金匮要略》等经典著作，常以此四本书比为四子书（《论语》《孟子》《大学》《中庸》），他说："读书人不可不读四子书，中医不可不学《内》《难》、仲景之说，要学有渊源，根深蒂固，才不致成为头痛医头、脚痛医脚的医生。"他还说："不但要熟读、背熟，还要边读边记，勤于积累，积累的形式则宜灵活，要善于比较、鉴别、分类、归纳。"如上海中医书局一九二八年出版的《读内经记》及一九二九年出版的《内经类证》，即是秦老在多年大量的读书笔记基础上编著而成的。

秦老至晚年，仍时以深厚的感情回忆当年丁老先生的教诲，他常说："初学于丁师门下，丁老首先要求背诵《古文观止》中的二百二十篇文章，每天背一篇，天天如此，尤其是诸葛亮的《出师表》、陶渊明的《桃花源记》、苏轼的《前赤壁赋》与《后赤壁赋》等更是要求背得滚瓜烂熟，一气呵成，当时觉得乏味，却不料古文程度与日俱增，从此博览群书亦觉易也。"所以秦老也希望我们多学文史知识，努力提高文学修养，才能信步漫游于浩如烟海的书林之中。他曾说："专一地研讨医学可以掘出运河，而整个文学修养的提高，则有助于酿成江海。"

名师门下出高徒，与秦老同学者有程门雪、章次公、黄文东等，都成为中医学近代史上的耆宿。中华人民共和国成立前，人称秦伯未、程门雪、章次公为上海医界三杰。程老精《伤寒》之学，又推崇叶桂；章老善于本草，自有独到见解；秦老精于《内经》，有"秦内经"之美誉。

秦老又被誉为诗、词、书、画、金、石、医、药八绝。他早年即加入柳亚子创立的南社，有"南社提名最少年"句，三十岁时，有《秦伯未诗词集》，四十岁时增订补辑为《谦斋诗词集》七卷，凡三百四十又四首。此时大都为览物生感、寄情托意之作，如"人来佳处花为壁，风满东湖绿上亭""千丝新雨碧，一水夕阳深"等句，其长诗功力也深。秦老其书法赵之谦，比较工整，蝇头小楷浑匀流丽，非常可爱，行草不多，隶书推崇杨藐翁，原上海城隍庙大殿上的一副对联即他早年墨迹，笔力精神，跃然可见。绘画也颇见功力，善画梅、兰、竹、菊、荷，20世纪50年代，曾以周总理喜爱的梅、兰、海棠为题，画扇面相赠，不但得到周总理的称赞，而且周总理还以题词回赠，可惜这些珍品也在"文革"中被毁。其对金石铁笔也十分喜爱，20世纪30年代著有《谦斋自刻印》一卷，因是家藏版，流传不多。

秦老出师后，即悬壶诊病，同时在中医专门学校执教，一九二四年任江苏中医联合会编辑，后又创办新中医社，主编《中医世界》，一九二八年与杭州王一仁、苏州王慎轩等创办上海中国医学院于上海闸北老靶子路，初期自任教务，倾心治学，勤于著述，工作常无暇日，读书必至更深。教授方法是基础课先上大课，课后作业，亲自批改讲评，对语文基础差的另请语文教师补课。三年后，转入随师临诊，每晚集中讲授白天所诊病例，或提问学生，或组织讨论，并布置医案作业，批改后相互传阅，最后汇编成册，名曰《秦氏同门集》，与各地交流。其心血之倾注，非同一般，曾有句云："拼将热血勤浇灌，期卜他年一片红。"二十年间，培养学生不下五六千之众。一九三○年秦氏同学会出版的《国医讲义》（包括《生理学》《药物学》《诊断学》《内科学》《妇科学》《幼科学》等六种）和上海中医书局出版的《实用中医学》（包括生理学、病理学、诊断学、药物学、处方学、治疗学、内科学、妇科学、外科学、幼科学、五官科学、花柳科学等十二个学科），就是在反复修改的教案及讲稿的基础上产生的。

一九三○年于上海创办中医指导社，先后参加者不下千余人，来自全国各地，间有少数华侨。每月出版一期刊物，交流学术论著和临床经验，以及医学问题之解答，实为中医函授之先河，对推广中医起了相当大的作用。

一九三八年创办中医疗养院于上海连云路，又于沪西设立分院，任院长。病床百数十张，设有内、外、骨伤、妇、幼各科。并出版《中医疗养专刊》，深得医者及病家信仰。

秦老常以《礼记·学记》中的"学然后知不足，教然后知困"这句话来概括学与教之间的关系。他说许多不解之题是在同学提问的启发下，才得到解决的。直到晚年，他始终坚持在教学第一线，一九六一年以六十岁高龄而亲临讲台，还给我们这一级学生讲了《内科学》中的部分章节，说理透彻，循循善诱，足见其对中医教育事业的赤诚。

四

一九二九年，国民政府的第一次中央卫生委员会议，竟然通过了余云岫等的《废止旧医以扫除医事卫生之障碍案》的决议，提出"旧医一日不除……新医事业一日不能向上"的反动口号，并制定了废除中医的六条措施，强迫中医接受"训练"，禁止宣传中医并不准开办中医学校等，妄图一举消灭中医。消息传开，群情激愤，首先张赞臣以《医界春秋》名义向当时正在南京召开的国民党第三次全国代表大会发出驳斥取缔中医决议的通电，而后全国各地中医组织起来，公推代表在上海商议对策，于三月十七日在上海召开全国医药代表大会，秦老任大会秘书。会后组成了中医"请愿团"，直抵南京强烈要求国民政府取消该项议案。在全国中医界的抗议和人民大众的支持下，国民党当局不得不宣布取消原议案，这次捍卫中医学的斗争取得了伟大的胜利。这就是"三·一七"中医节的由来。在这次斗争中，秦老始终站在最前列，为保存、继承我中华民族的中医学贡献力量。一九六四年三月十六日晚，秦老在北京中医学院附属医院做学术报告时，还兴致勃勃地提到了三十五年前"三·一七"斗争的情况。一九七八年九月八日，由季方同志主持的为秦老平反昭雪大会的悼词中说："在黑暗的旧社会，中医受到歧视和摧残，他坚贞不屈，对当时反动势力进行了有力的斗争。"即是指这件事而言的。

中华人民共和国成立后秦老即参加革命工作，先在上海第十一医院任中医内科主任。一九五四年冬，当时的卫生部部长助理郭子化受卫生部委托亲自南下，多次到秦老家中，聘请他到原卫生部任中医顾问。他虽不愿远离他乡，但为了中医事业，于一九五五年毅然离沪北上。最初住在北京德内大街74号卫生部宿舍，后来北京中医学院在东直门海运仓落址，秦老为了教学与临床之便，又迁居当时条件极其简陋的中医学院职工宿舍。

五

秦老常用"活到老，学到老，学不了"的苦学精神严格要求自己。他常说："学识不进则退耳。"20世纪50年代，他已是原卫生部中医顾问时，虽然公务繁忙，仍是每天学习、工作到深夜。他嗜烟，著文构思时往往连吸不释，常在每盒烟吸完后，随手把烟盒展平，记下自己的心得体会，许多文章、书籍的最初定稿，就是在烟盒上蕴育的。他曾诙谐地说："烟盒比卡片好，既省钱，又不引人注目，开会中、休息时、汽车上，都可顺手拈来，应手写上。"他的名著《谦斋医学讲稿》就是以数百张烟盒的底稿集成的。可惜这些别具一格的医稿，均已付之一炬。

秦老热爱中医事业，把毕生精力与心血献给了中医学，他常说："如果对自己从事的事业不热爱、不相信、不献身，那是不行的，只有把自己和事业融为一体，方能有所成就。"即便是节假日休息或娱乐时，他也常与医学、看病联系起来，并且经常以生活常识来启发我们的思路。记得一九六三年盛夏，一天晚餐后，全家正在喝茶乘凉时，走进来一位少妇，手里挥舞着檀香扇，顿时香气扑鼻，我们坐在秦老身旁悄然道："一嗅到这股香气，就有些恶心。"秦老笑道："这就叫因人而异，对你们来说檀香扇还不如家乡的大蒲扇。中医看病就要因人、因证、因时、因地制宜，不应执死方治活人，更不该人云亦云，要认真思考。比如近几年治疗冠心病，大家都喜用活血化瘀药与香窜药，药理上有效，但切不可忽略患者的个体特性。"第二天秦老即带我们到三〇一医院会诊。患者女性，宋某，三十余岁，患冠心病。翻阅病例，前医处方不外丹参、川芎、赤芍、荜茇、檀香等药，但患者一服即呕，五日前，邀秦老会诊，秦老详问病情，得知患者闻到中药之香气即有欲呕感，故仅在原方中去檀香一味，第二天医院打电话告诉秦老，患者服药后再未呕吐，待我们去时患者病情已显著好转，精神大振。秦老若有所思地说："看病要吸取别人的经验教训，不要轻易否定别人的成绩。此例患者前医的治疗原则是对的，我们应吸取人家的长处，但对于个体特性也应注意，这叫知其常应其变嘛！不要做庸医闭目切脉，不闻不问，故弄玄虚，要实事求是，望、闻、问、切四诊不可偏废，问诊尤其重要。"

　　秦老强调中医学要继承和发扬并举，他说无继承亦就无发展，比如空中楼阁、海市蜃楼，终成幻影而已。中医不是玄学，不是高谈空理的，而是实用科学，学中医要从应用出发，不要咬文嚼字钻牛角。

　　他提倡中西医团结合作，取长补短，并肩前进。强调中医传统的科学的辨证论治方法，切忌废医存药。有这样一个例子，某中央领导，因患呃逆不止，前医投以大剂量木瓜等药，意在抑制膈肌痉挛，不仅无效，且见反酸，秦老会诊时分析道："呃逆可能是西医所说的膈肌痉挛所致。但中医治疗时，除研究专病、专方、专药外，更要辨证论治，此例患者高龄、病久、舌红少苔、脉细弱，属气阴两虚，当大补气阴。详问病因，乃怒后引起，气之逆也，当用理气降气药，然气药众多，从何选也？察呃逆频作，其声低微，应属肾不纳气，当选用补肾纳气之品。"故仅以西洋参、海南沉二味，一剂平，二剂愈。周总理在看望此患者时，闻之大喜，称赞说："中医真了不起！"秦老说："古代《济生方》中四磨饮子即是此意。中医看病首先是辨证确切，然后要继承古训而又不泥于古人，学医一定要多思考，孟子曰：'尽信书，则不如无书。'只有这样才能得心应手，效如桴鼓。"

　　秦老生前曾先后到苏联、蒙古等国会诊和进行学术交流，所见患者大都是些疑难症及危重病，如白血病、血友病、重症肌无力等，经他治疗后大都收到了预期的效果。他说："对于一些所谓绝症，不要怕，要看。看好当然不容易，但以最大努力，求其可生之机，平稳时使之增强体力，波动时加以控制，因而减少痛苦，延长生命，是可能的。能够看几个，对临床大有好处。不要好高骛远，急于求成，要积少成多，逐渐积累经验。我相信人类终会战胜这些绝证，中医是会找到出路的。"

六

一九六五年在中央领导同志的直接关怀下，秦老在协和医院全面体检达一个月之久，结论是"身体健康"。正当他将以充沛的精力书写总结自己一生的经验时，"文化大革命"开始了。环境的剧变，精神的折磨，生活的困苦，以致一九六七年突患大叶性肺炎，高热咯血，独居幽室，既不得安静修养，又不得精心治疗，虽幸免毕命于当时，却已暗生恶疾。就在这生命之火即将熄灭之时，老人家仍念念不忘中医事业。

秦老对传统医药文化修养的博大精深，对中医事业的一片赤诚，对后学晚辈的扶掖，在中医界是人所共知的。弹指间秦老已过百年诞辰，抚今思昔，更加令人怀念。现遵秦老生前遗愿，我们将代表他学术思想的几部名著、早年的医案医话、诗词墨宝，以及晚年家书等，陆续编辑出版献给同道，以寄托我们的哀思。

吴大真　王凤岐

2019 年 7 月

编者的话

一、秦老对于《内经》的研究

秦伯未于 1918 年就读于江南孟河学派的大名医丁甘仁先生创办的上海中医专门学校，成为第二届毕业生的佼佼者，也是丁甘仁先生的得意门生。名师门下出高徒，与秦老同学者有程门雪、章次公、黄文东等，日后都成为中医学的栋梁。民国时期，人称秦伯未、程门雪、章次公为上海医界三杰。程老精伤寒之学，又推崇叶桂；章老善于本草，自有独到之处；秦老精于《内经》，有"秦内经"之美誉。

秦老于 1928 年又与王一仁、章次公、严苍山共同创办了中国医学院。秦老负责该校教务，并主讲《内经》《中医基础理论》。其间在《内经》方面著有《读内经记》《内经类证》《内经病机十九条之研究》《秦氏内经学》《内经十二官命名之义》《内经之温病观》等多部著作。正如民国名医程门雪的弟子江南世代中医名家何时希先生曾颂曰："秦老写稿最捷，十日一书，五日一册，书局（指上海中医书局）一时名誉大起……秦乃独任编写之责。"

中华人民共和国成立以来，除了再版了以上的部分著作，还先后出版了《内经知要浅解》，并与关门弟子中医医学史大家余瀛鳌先生重订了《内经类证》，由以上简介不难看出，秦老无愧于"秦内经"之美誉。

中华人民共和国成立以来，国家重视中医事业，成立了国家级的中医药大学和研究院。秦老奉调来京，任中央卫生部首届中医顾问并任教于北京中医学院。为了提高教学质量，1962年，秦老与任应秋、于道济、陈慎吾、李重人等五位中医前辈，上书中央，建议中医教育要加强对中医经典著作的学习，这便是近代中医历史上著名的"五老上书"，当时得到了中央及卫生部的充分肯定和采纳，但在文革中却因此事件受到残酷的批判与迫害。当1976年国家给"五老上书"事件平反时，秦老已去世6年。

秦老生前，曾告诫我们，学习中医要打好基本功，要学习中医经典著作，要多临床实践，反复学习，反复运用，要提高自己的悟性才行。

本丛书我们只根据秦老生前所嘱选择了《读内经记》《秦氏内经学》《内经病机十九条之研究》《内经类证》及《内经知要浅解》，以供同道学习参考。

二、关于秦老几部《内经》著作的简介

1.《读内经记》

本书于1928年由上海中医书局出版。此书是秦老钻研《内经》奥义、积十年学习《内经》的读书札记。旁征博引，依理

剖析其中，对有关文字讨论者 78 条，有关训诂研究者 57 条，有关句读商榷者 3 条。剖解很多，使《内经》中一些舛错难解或疏漏脱简之处，得以厘正说明，对于理解《内经》原文、学会研究《内经》的方法，有很大的指导意义。

2.《内经类证》

秦老于 1929 年，为了教学方便将《内经》中有关病症的条文，摘录出来编辑成册名为《内经类证》。全书共搜集了 50 病、357 症、1268 条。1961 年，秦老的入室弟子余瀛鳌先生正在西医学习中医班学习。大家一致认为《内经类证》是西医学习中医的良好参考资料，为了更好地适用于现代教学，在征得秦老的同意下，进行了补充删订，依照原来体例，分为 44 种病，310 种病候，每条文后附上原《内经》篇名，并将其中生僻病名的音义加上简释，加上整理后平时的学习心得作为按语。在整理的过程中，又得到了路志正路老及其他同学的帮助。

此次重编整理，我们认为 1961 年由秦老原编、余瀛鳌重订本的《内经类证》既符合秦老原意，也适合现在学习，故选择了这一版本。为了反映原著风貌，特把秦老 1929 年出版的《内经类证》的"自序"兹附于下。

3.《内经病机十九条之研究》

本书于 1932 年由上海中医书局出版。《内经》中的病机十九条，是为病因辨证和脏腑辨证打下基础，后世注释者甚众。秦老撷取各家的论注，参以个人见解，编写而成。分为两大纲，一为"分析研究"，是将病机十九条之原文逐条分析阐述；一为"合并研究"，是将病机十九条中有关之文，综合类比，对理解和运用病机十九条有很好的参考意义。

4.《秦氏内经学》

本书于 1934 年由上海中医书局出版。本书是秦老 20 世纪 30 年代，在上海中医专门学校和中国医学院，教授《内经》时编写的讲义，为了初学中医的学生便于接受和理解《内经》，他吸取了西医的教学课程的特点，将《内经》有关条文分列为：生理学、解剖学、诊断学、方剂学、治疗学、杂病学等六篇。择必要的条文，作详尽之发明，将中医《内经》之学按现代医学教育的特点编写成有条理而系统的教材，可谓是对《内经》教学的创举，对于至今的中医院校的《内经》教学问题都值得参考研究。

5.《内经知要浅解》

本书于 1956 年由《中医杂志》连载，后经秦老修订，于 1957 年由人民卫生出版社出版。《内经知要》是明代李中梓对《内经》的节注本，内容少而精。秦老说，该书曾作为课徒学习《内经》之书。后秦老因袭其纲目及条文，增加了语译、词解、体会、补充、备注、应用等内容，成书《内经知要浅解》，篇幅虽然不多，但此书是秦老研究《内经》之心血所著。书中有许多对《内经》的体会和应用的精辟而独到之见解，是研究秦老学术的重要参考书之一。

总之，《读内经记》《内经类证》《内经病机十九条之研究》《秦氏内经学》等是秦老学习研究《内经》的早期著作，主要以钻研微义为主，对《内经》原著作了全面、深入、系统、条理的分析归纳，对《内经》中深奥、难解之词句作了认真、细致的考证和注释，下了一番苦功。

《内经知要浅解》是秦老中晚期的著作。此时秦老在几十年中结合自己的丰富而有创见性的实践经验，印证《内经》，使《内经》大义得以扩展、发扬，使经文中一些比较原则、抽象、笼统、概括的条文，演绎为生动、具体的临床指导理论。这是"秦内经"美喻之真谛。

1968年3月，秦老曾与我们说"我并不菲薄自己，对于中医我曾多多少少地下过一些苦功。"

吴大真　王凤岐

2019年7月

总目录

秦伯未读内经记

许　序

　　淞沪多名医，充塞乎间巷，独秦子伯未，潜研《内经》。不欲以医鸣，黠者斥《内经》为废书，比之搜麝香于牛溲，而西医复备极丑诋。殊途者异议，理固然软，伯未端静明哲，无夸毗之习，与余通缟纻之欢有年矣。读其所著《读内经记》如干卷，古思今情，考证精详，提纲挈领，美尽于是。一洗历来笺疏之陋，夫《内经》之名，始见于班志，或据阴阳五行之说，类公羊家言。指为汉人所作，或谓书出战国先秦，或以篇首多道家言，与鸿烈解相类。似淮南厉王所为，疑不能明。要其书多假借字，如卑滥之作卑监，洲渚之作州都，与汉文为近，以故子长作五帝纪略无称说。称黄帝者，以祖述言之耳，慨自梁全元起注本以来，数千年间，分合经文，各便臆说，卷目次第，漫无定本。后之学者，将何所折衷焉，呜呼！此即《内经》所以废置，医者所以日趋简陋乎！医固易为，稍稍涉猎药性，皆足以问世，于是淞沪间以医名者，充塞乎间巷。其间高尚自负者，复率以轻清淡渗，托为慎重，本之则无术可知。虽举俗盲从，而去古益远，此倘伯未之所以不欲以医。呜乎！嗟乎！《内经》乃行医之大法，为实验之定律，惜从来注家，望文生训，强作解人，致古人独到之见，不得施诸实际。狃伏气之说者，更从而谬误之。此又伯未所为踌躇审顾而不容已于撰述者，然而伯未以此鸣矣。

中国医历四千六百四十一年

戊辰春仲吴江许半龙序

自　序

　　《读内经记》将付刊，伯未自书其端曰:《内经》之真伪，吾不暇辨，且不必辨。古人之辞简，虞夏之书，可证也。要其综覈病原，精研治法，固自有不可磨灭者存。独惜年湮代远，传抄讹谬，注释句逗者，益复望文生训，失其原旨。遂使后之学者，终身彷徨歧路，莫知率从，可悲也已！伯未从事于斯，垂及十载，平时将私心所悟，校补卷高，更旁采俞樾、胡澍诸家考订，积久得如干则，别为三纲：曰文字，曰训诂，曰句逗，而总名《读内经记》尝以语吴丈缶庐，丈目为整理中国医学之内功，含毫署检，督促印行。然藏之箧笥，终惴惴不敢问世。今岁同道中，转相借抄，碍难周命，不获已，检付削青，知音未稀，谨俟大觉。

秦伯未

戊辰二月

目录

上编　文字

中编 训诂

下编 句逗

上编　文字

一、上古天真论

人将失之邪

今时之人，年半百而动作皆衰者，时世异邪，人将失之邪。

【按】人将失之邪，当作将人失之邪。下文曰：人年老而无子者，材力尽邪，将天数然也。《微四失论》曰：子年少智未及耶，将言以杂合邪，与此文同一例，将犹抑也。注以将为且失之。《楚策》曰：先生老悖乎？将以为楚国祅祥乎。《汉书·龚遂传》曰：今欲使臣胜之邪，将安之也。《楚辞·卜居》曰：吾宁悃悃款款，朴以终乎？将送往劳来，斯无穷乎？宁锄草茅，以力耕乎？将游大人，以成名乎？诸将字并训为抑。

食饮有节，起居有常，不妄作劳

上古之人，其知道者，法于阴阳，和于术数，食饮有节，起居有常，不妄作劳，故能形与神俱，而尽终其天年，度百岁乃去。

【按】食饮有节三句，林校本引全元起注云：饮食有常节，起居有常度，不妄不作，《太素》同。全本、杨本是也，"作"与"诈"通。《月令》："毋或作为淫巧，以荡上心。"郑注曰："今《月令》'作为'为'诈伪'"。《荀子·大略》篇曰："蓝苴路作，似知而非，作亦诈字。"法于阴阳，和于术数，相对为文；饮食有常节，起居有常度，相对为文。"不妄"与"不作"，相对为文，"作"古读若胙。上与数度为韵，下与俱去为韵，王氏改"饮食有常节，起居有常度"，为"食饮有节，起居有常"，则句法虚实不对，改"不妄不作"，为"不妄作劳"是误读作为之作，而以"作劳"连文，殊不成义。既乖经旨，又昧古人属词之法，且使有韵之文，不能谐读，一举而三失随之。甚矣古书之不易轻改也。

醉以入房

醉以入房。

【按】醉以疑本作以醉，以醉入房，与上文以酒为浆，以妄为常。下文以欲竭其精，以耗散其真，五以字皆冠句首，文法一律，《腹中论》及《灵枢·邪气脏腑病形》篇，并有"若醉入房"语，则"醉入房"三字连文，正有可证。

以耗散其真

以欲竭其精，以耗散其真。

【按】林校曰:《甲乙经》"耗"作"好"，以耗散其真与以欲竭其精，句义不对，则皇甫本作好是也。"好"读嗜好之"好"，"好"亦欲也。凡经传言嗜好即嗜欲，言好恶即欲恶。《孟子·告子篇》：所欲有甚于生者。《中论》《天寿》篇作所好。《荀子·不苟篇》：欲利而不为所非。《韩诗·外传》：作好利，可证也。作耗者，声之误耳。王注谓：乐色曰欲，轻用曰耗，乃臆说不可通。

二、四气调神大论

若有私意

若有私意。

【按】当作若私有意，写者误倒也。若私有意，若已有得，相对为文，若如今本，则句法参差不协矣。《生气通天论》注所引，亦误。赵之谦曰：若私有意，申上若伏，若已有得，申上若匮，伏者初无所有而动于中，故曰私有意。匮者已为所有而居于内，故曰已有得。

故身无奇病

惟圣人从之，故身无奇病。

【按】此言圣人顺于天地四时之道，故身无病，无取于奇病也。王注训奇病为他病，亦非其义。"奇"当"苛"字形相似而误，苛亦病也。古人自有复语耳，字本作疴，《说文》：疴病也，或作病病也。《至真要大论》曰：夫阴阳之气，清静则生化治，动则苛疾起。下文故阴阳四时者，万物终始也，死生之本也。逆之则灾害生，从之则苛疾不起，是谓得道。上承此文而言，则奇病之当作苛病明矣。苛疾与灾害对举，则苛亦为病明矣。

逆秋气则太阴不收，逆冬气则少阴不藏

逆秋气则太阴不收，肺气焦满；逆冬气则少阴不藏，肾气

独沉。

【按】《生气通天论》曰：肝为阳中之少阳，心为阳中之太阳，肺为阴中之少阴，肾为阴中之太阴，脾胃为至阴，此五脏阴阳本体之真气也。与六经之三阴三阳，因人身左右前后之部位起义者，迥不侔矣。上文逆春气少阳不生，逆夏气太阳不长，则"秋"当作"少阴"，"冬"当作"太阴"，上下文义始贯，前人多忽略，读过何耶！

肺气焦满

肺气焦满。

【按】林校曰："焦满"全元起本作"进满"，"进"乃形似之讹。《甲乙》《太素》均作"焦满"是也。"焦"与《痿论》肺热叶焦之"焦"同义，"满"与《痹论》肺痹者烦满之"满"同义。王注以"焦"为"上焦"，肺气上焦满，颇为不辞。"焦满"与下文"浊沉"对文，若"焦"为"上焦"，则与下文不对且上焦亦不得但言焦，斯为谬矣！

肾气独沉

逆冬气则少阴不藏，肾气独沉。

【按】"独"当为"浊"字之误也，肾气言浊，犹上文肺气言焦。《新校正》云："独沉"。《太素》作"沉浊"，其文虽倒，而字正作浊，可据以订正今本独字之误。但《周书·秋官·序》：壶涿氏。郑司农注：独读为浊，又帼氏疏："独"音与"涿"相近，书亦或为"浊"，则独沉、浊沉，义得两通。

三、生气通天论

因于寒，欲如运枢，起居如惊，神气乃浮

是故阳因而上卫外者也，因于寒，欲如运枢，起居如惊，神气乃浮。

【按】"欲如运枢，起居如惊，神气乃浮"三句，当谨记。"是故阳因而上卫外者也"句下，所以申阳气当旋运而不息也。"因于寒"句，当在下文"体若燔炭，汗出而散"上，所以申伤于寒，则有此症状也。历来注者，不知文字颠倒，牵强解释，宜其格格不相入也。

因于暑汗

因于暑汗，烦则喘喝。

【按】"汗"字拟涉下文"汗出而散"而衍。于鬯曰：王冰"汗作"一句，读无此文法，不如径删"汗"字直捷是也。

阳气者烦劳则张

阳气者烦劳则张，精绝。

【按】"张"字之上夺"筋"字，筋张、精绝，两文相对，今夺"筋"字，则义不明。王注曰：筋脉胀张，精气竭绝。可证其所据本未夺也。

溃溃乎若坏都

溃溃乎若坏都。

【按】"都"字当作"睹"。睹、都二字惟"阝"在左右之别,《说文·目部》云:睹如渚者,渚邱水中高者也。字通作"渚"。《诗·江汜篇》毛传云:渚,小洲也。盖渚者水中高地之名,坏之则水溢。故下文云:汩汩乎不可止。王注不诠发都字之义,而注文亦作都,则其本已误。更若高世栻《素问直解》云:若国都之败坏也,望文生义,坐小学之疏。

足生大丁

高梁(粱)①之变,足生大丁。

【按】王注曰:所以丁生于足者,四肢为诸阳之本也。此说殊可笑,如其说则手亦可生,何必足乎?《新校正》云:丁生之处,不常于足。盖谓膏梁(粱)之变,饶生大丁,非偏著足也。是以足为饶足之足,义亦迂曲,足疑是字之误。上云"乃生痤痱",此云是"生大丁",语意一律,尔足是则也。盖云则生大丁也,是误为足。于是语词而释以实义,遂兹此说矣。

俞气化薄

俞气化薄,传为善畏。

【按】"传"字疑即涉"薄"字形近而衍,为善畏与下文为惊骇偶语,着一传字,义不可解。观王注云:言若寒中于背俞

① 编者加,下同。

之气，变化入深。而薄于脏腑者，则善为恐畏，乃发为惊骇也，绝不及传字之义。可见王本无传字，而传为衍文之证，至俞穴之俞，义颇难晓。《甲乙经》谓：脉之所注曰俞。《说文》：俞空中木为舟也。朱骏声谓：此乃造舟之始，俞穴之俞，即空木为舟一义引申。俞穴亦中空之义也。

阳气者一日而主外

故阳气者一日而主外。

【按】上文云：是故阳因而上，卫外者也。下文云：阳者卫外而为固也。是阳气固主外，然云一日而主外，则义不可通，主外疑生死二字之误。下文云：平旦阳气生，日中而阳气隆，日西而阳气已虚，气门乃闭。虽言生不言死，然既有生即有死。阳气生于平旦，则是日西气虚之后，已为死气也。故云阳气者一日而生死，生与主，死与外，并形似而误。说见俞樾丛书。

春必温病

冬伤于寒，春必温病。

【按】春必温病，于文不顺，写者误倒也。当从《阴阳应象大论》作春必病温。《金匮真言论》曰：故藏于精者，春不病温。《玉版论要》曰：病温虚甚死。《平人气象论》曰：尺热曰病温。《热病论》曰：先夏至日为病温。《评热病论》曰：有病温者汗出辄复热，皆作病温。

四、金匮真言论

俞在腰股

俞在腰股。

【按】腰疑当作臂，故下文云：冬气者病在四肢，臂股即四肢也，误为腰则不合矣。王注云：须腰为肾府，其所据已误。

五、阴阳应象大论

在变动为忧

在变动为忧。

【按】忧字当读为嗄，心之变动为嗄，与下文言肺之志为忧者不同。忧即为肺之志，自不应复为心之变动也。五志为怒、喜、思、忧、恐，五变动为握、忧、哕、咳、栗，一忧字既列志科，又列变动科，杂乱甚矣。林校正引杨上善云：心之忧在心变动，肺之忧在肺之志，是则肺主于秋，忧为正也。心主于忧，变而生忧也。此说实曲，如其说则肝之变动，何以言握而不言思，亦岂不得曰脾主中央，思为正。肝主于春，变而生思耶，而脾之变动，当言恐，不当言哕；肺之变动，当言怒，不当言咳；肾之变动，当言喜，不当言栗矣。

至王注谓忧可以成务，尤为望文生义。《玉篇·口部》引老子曰：终日号而不嗄。嗄气，逆气也。今《老子》五十五章作"嗄"，陆释亦云：嗄，气逆也。《庄子·庚桑楚篇》云：儿子终日噭而嗌不嗄。陆释云：嗄或亦作哑，徐音忧，是哑、嗄古通用，恐"嗄"即"嗳"之别体。"嗳"训气逆，则与脾之变动为哕，肺之变动为咳，义正相类，是知此"忧"字必"噎"字之借，与志科之忧，文同而实异。

水火者阴阳之征兆也

天地者万物之上下也，阴阳者血气之男女也，左右者阴阳之道路也，水火者阴阳之征兆也，阴阳者万物之能始也。

【按】胡澍曰：阴阳之征兆也，本作阴阳之兆徵也，上三句以兆路为韵，下二句徵始有韵。徵读如宫、商、角、徵、羽之徵，今作征兆者，后人狃于习见，蔽所希闻而臆改，而不知其与韵不合也。凡古书之倒文协韵者，多经后人改易而失其读，如《大雅·皇矣》：同尔弟兄。与王、方为韵，而今本作兄弟。《月令》：度有短长，与裳、量、常为韵，而今本作长短。《逸周书·周祝篇》：恶姑柔刚，与明、阳、长为韵，而今本作刚柔。《管子·内业篇》：能无卜筮而知凶吉乎，与一为韵，而今本作吉凶。《文选·鹏鸟赋》：或趋西东，与同为韵，而今本作东西，皆其类也。

阴阳者万物之能始也

阴阳者万物之能始也。

【按】林亿校曰：详天地者至万物之能始，与《天元纪大论》同。彼无阴阳者血气之男女一句，又以金木者生成之终始，代阴阳者万物之能始。当从《天元纪大论》，金木者，生成之终始也为是。金木与上天地、阴阳、左右、水火文同一例。终始与上下、男女、道路、兆徵，皆两字平列，文亦同例。若如今本，则"阴阳者"三字与上相复，能始二字，义复难通。注谓能为变化生成之元始，乃曲为之说，盖传写之讹也。

从欲快志于虚无之守

是以圣人为无为之事，乐恬淡之能，从欲快志于虚无之守。

【按】"守"字义不相属，当作"宇"。《广雅》：宇，尻也，经典通作居。《大雅·绵篇》：聿来胥宇。《鲁颂·闷宫篇·序颂》：僖公能复周公之宇。《周语》：使各有宁宇。《楚辞·离骚》：尔何怀乎故宇。《毛传》郑笺韦、王注并曰：宇居也，虚无之宇，谓虚无之居也。"从欲快志于虚无之宇"，与《淮南·俶真篇》"而从徒倚乎汗漫之宇"句意相似。高诱注亦曰：宇，居也，宇与守形相似，因误而为守。《荀子·礼论篇》：是君子之坛宇宫廷也。《史记·礼书坛》：宇讹作性守。《墨子·经上篇》：宇，弥异所也。今本"宇"误作"守"，与此误正同。

地有五里

天有八纪，地有五里。

【按】"里"当为"理"，《诗·朴樕篇》郑笺云：理之为纪。《白虎通·三纲六纪篇》：纪者理也，是"纪"与"理"同义。天言纪，地言理，其实一也。《礼记·月令篇》：无绝地之理，无乱人之纪，亦以理与纪对言。下文云：故治不法天之纪，不用地之理，则灾害至矣。以后证前，知此文本作"地有五理"

也。王注曰：五行为生育之井里。以"井里"说"里"字，迂曲甚矣。

六、阴阳离合论

则出地者

则出地者，命曰阴中之阳。

【按】"则"当为"财"。《荀子·劝学篇》：口耳之间，则四寸耳。杨倞注曰："则"当为"财"，与"才"同。是其例也。财出地者，犹才出地者，言始出地也，与上文未出地者相对。盖既出地则纯乎阳矣，惟财出地者，乃命之曰阴中之阳也。

亦数之可数

亦数之可数。

【按】可上拟脱"何"字，上文云：万之大不可胜数，此言亦数之何可数。数之何可数，亦不可胜数也。若云数之可数，则于义不协，且无此句法。王注云：天地阴阳，虽不可胜数，在于人形之用者，则数可知之。是其本已脱"何"字，故强解如此，或云：可即当读为何，何、可二字，古本通用。数之何数，亦即不可胜数之义。则不烦增字，说当备存。

七、阴阳别论

别于阳者知病忌时

别于阳者，知病忌时；别于阴者，知死生之期。

【按】"忌"当为"起"字之误也。上文云：别于阳者，知病处也；别于阴者，知死生之期。《玉机真脏论》作：别于阳者，知病从来；别于阴者，知死生之期。此云：知病起时，犹彼云知病从来也。盖别于阳则能知所原起，别于阴则能知所终极，故云尔。"忌"与"起"隶体相似，因而致误。

一阴俱搏十日死

一阴俱搏十日死。

【按】此"俱"字盖涉上下文而衍，一阴不得言俱也。顾观光校引成化本：十日下有"平旦"二字，则十日下有脱文，而一阴下转有衍文。一句中衍脱如此，信《内经》不易读矣。

八、灵兰秘典论

消者瞿瞿

消者瞿瞿，熟知其要。

【按】《太素》作"肖"者，濯濯是也。濯与要为韵，今作瞿，失其韵矣。《气交变大论》亦有此文，"濯"亦误作"瞿"，而消字正作肖，足证古本与《太素》同也。

九、六节藏象论

神之变也

心者生之本，神之变也。

【按】全元起本并《太素》作"神之处"是也。下文云：魄之处，精之处。又云魂之居，营之居，并以居处言，故知变字误矣。

阳中之少阳

此为阳中之少阳，通于春气。

【按】《新校正》云：全元起本并《甲乙经》《太素》作阴中之少阳。夫此言肝脏也。《金匮真言论》曰：阴中之阳，肝也，则此文自宜作阴中之少阳，于义方合。王氏据误本作注，而以少阳居阳位说之，非是。

十、五藏生成篇

凝于脉者为泣

凝于脉者为泣。

【按】王注曰：泣为血行不利，今检字书，泣字并无此义；因疑"洰"字之误。《玉篇·水部》：洰，户故切，闭塞也。洰字右旁之互，误而为立，因改为立，而成泣字矣。上文云："是故多食盐则脉凝泣而变色"，"泣"亦"洰"字之误。王氏不注于前，而注于后，或其作注时，此文洇字犹未误。故以血行不利说之，正洇字之义也。《汤液醪醴论》：荣泣卫除；《八正神明论》：人血凝泣。"泣"字并当作"洇"。

十一、异法方宜论

其民陵居而多风

其民陵居而多风。

【按】"民"当作"地"。下文云：其民不衣而褐荐，则此不当出民字，盖即涉彼而误也。下文言：北方其地高陵居，风寒水冽，此西方之陵居而多风，犹北方言陵居风寒也。彼明言其地，则此亦当作其地明矣。矧下文又云：其民华食而脂肥乎。

阳之所盛处也

南方者天地所长养，阳之所盛处也。

【按】阳之所盛处也，当作"盛阳之所处也"，传写错之。

十二、移精变气论

外无伸官之形

外无伸官之形。

【按】"伸"字据林校正作"臾"，"臾"即"簣"字也。《说文·帅部》："簣"，古文作"臾"是也。又实即贵字所谐之声也。

《说文·贝部》云：贵、臾同，臾古文簧是也。然则臾例可读为贵，臾官者贵官也，张啸山知之而云：臾乃贵之烂文，则不如以假借说之矣。

十三、汤液醪醴论

精神不进，志意不治，故病不可愈

精神不进，志意不治，故病不可愈。

【按】《新校正》云：全元起本云：精神进，志意定，故病可愈。《太素》云：精神越，志意散，故病不可愈。二者当以全本为长。试连上文读之，帝曰：何谓神不使。岐伯曰：针石道也。精神进，志意定，故病可愈。盖精神进，志意定，即针石之道，所谓神也。若如今本，则针石之道尚未申说，而即言病不可愈之故，失之不伦矣。又试连下文读之，精神进，志意定，故病可愈。今精坏神去，营卫不可复收，何者？嗜欲无穷而忧患不止，精气弛坏，营泣卫除，故神去之而病不愈也。病不愈句正与病可愈句，反复相明。若如今本，则上已言不可愈，又言不愈，文义复矣。且中间何必以今字作转乎，此可知王氏所据本之误，《太素》本失与王同。

去菀陈莝

去菀陈莝。

【按】《新校正》云：《太素》"莝"作"茎"。又，王注云：去菀陈莝，谓去积久之水物，犹如草茎之不可久留于身中也。

全本作草荃，然则王所据本亦是荃字，故以草荃释之。而又引全本之作"莝"者以见其异字也，今作"莝"则与注不合矣。高保衡等失于校正。

十四、玉版论要篇

命曰合玉机

著之玉版，命曰合玉机。

【按】"合"字即"命"字之误而衍者，《玉机真脏论》曰：著之玉版，藏之脏腑。每旦读之，名曰玉机，正无合字。王氏不据以订正而曲为之说，失之。

容色见上下左右

容色见上下左右，各在其要。

【按】《新校正》云：全元起本，容作客。又王注曰：客色者他气也，如肝木部内见赤、黄、白、黑，皆为他气也。然则王所据本，亦是客字，故以他气释之。他气谓非本部之气，所谓客也，今作容误。

十五、诊要经终论

中心者环死

中心者环死。

【按】"环"下似本有"正"字，故王注云：正谓周十二时也，今脱正字，则注语无着矣。王训正为周十二辰者，以《刺禁论》云：刺中心一日死。《四时刺从逆论》云：刺五脏中心一日死，故以为环正死者，即一日死，一日则十二辰也。

十六、脉要精微论

浑浑革至如涌泉，病进而色弊，绵绵其去如弦绝死

浑浑革至如涌泉，病进而色弊，绵绵其去如弦绝死。

【按】《甲乙经》及《脉经》作浑浑革革，至如涌泉，病进而色，弊弊绵绵，其去如弦绝者死。王本当有夺误，当依《甲乙经》及《脉经》订正，惟病进而色，义不可通。色乃绝之坏字，言待其病进而后绝也。至如涌泉者，一时未即死，病进而后绝，去如弦绝则即死矣。两者不同，故分别言之。

易入肌皮肤肠胃之外也

溢饮者渴暴多饮，而易入肌皮肠胃之外也。

【按】《甲乙经》：易，作溢，王本亦当作溢。其注云：以水饮满溢，故渗溢易而入肌皮肠胃之外也。此"易"字无义，盖正文误"溢"为"易"，故后人于注中妄增"易"字耳，非王氏之旧。

推而上之，上而不下，推而下之，下而不上

推而上之，上而不下，腰足清也。推而下之，下而不上，头项痛也。

【按】《甲乙经》：上而不下，作下而不上，下而不上，作上而不下是也。上文云：推而外之，内大同小异不外，有心腹积也，推而内之，外而不内，身有热也。是外之而不外，内之而不内，皆为有病。然则此文亦当言上之而不上，下之而不下，方与上文一例。若如今本，推而上之，上而不下，推而下之，下而不上，则固其所耳，又何病焉。且阳升阴降，推而上之而不上，则阴气太过，故腰足为之清，推而下之而不下，则阳气太过，故头项为之痛。王氏据误本作注，曲为之说，殆失之矣。又按："清"当作"凊"。《说文·冫部》：凊寒也。故王注云腰足冷。

十七、玉机真藏论

冬脉如营

冬脉如营。

【按】王冰曰：脉沉而深，如营动也。深沉与营动，义不相应。据下文其气来沉以搏，王注以沉而搏击于手释之，营动之义，或取于此。然《甲乙经》"搏"字为"濡"，濡古软字，乃冬脉之平调。若沉而搏于手，则冬脉之太过脉也。当从《甲乙经》濡字，然则经文搏字，本是误文，不得据以为说。今注营之言回绕也，《诗·齐谱正义》曰：水所营绕，故曰营丘。《汉书·吴王濞传》刘向传注：并曰营谓回绕之也，字亦通作萦。《诗·樛木篇传》曰：萦，旋也，旋亦回绕之义。冬脉深沉，状若回绕，故如营。

气舍于其所生

五脏受气于其所生，传之于其所传胜，气舍于其所生，死于其所不胜。

【按】两言其所生，则无别矣。疑下句衍其字，其所生者其子也，所生者其母也。《脏气法时论》：夫邪气之客于身也，以胜相加，至其所生而愈。至其所不胜而甚，至于所生而持。王注解"其所生"曰：谓至己所生也。解所生曰：谓至生己之气也。一曰其所生，一曰所生，分别言之，此亦当同矣。

怒则肝气乘矣，悲则肺气乘矣，忧则心气乘矣

怒则肝气乘矣，悲则肺气乘矣，忧则心气乘矣。

【按】此论相克而令人大病，援上文因而喜大虚则肾气乘矣。恐则脾气乘矣。例当作怒则肺气乘矣，悲则心气乘矣，忧则肝气乘矣，意义方合。否则怒本肝志，悲本肺志，安有自乘之理而忧为脾志。心之所生，更无反乘之道。后人惑于传化传乘二语，不加校正，陋矣。

其形肉不脱

其形肉不脱，真脏虽不见，犹死也。

【按】"不脱"之"不"字疑衍，其形肉脱，故云真脏虽不见犹死也。若作形肉不脱，则句中亦当着虽字。云：形肉虽不脱，真脏虽不见。二句为偶文，然恐非也，或云不字当作已。《三部九候论》云：形肉已脱，九候虽调犹死，九候虽调即真脏

虽不见。此文正可例，形肉已脱，即形肉脱，有已字，无已字，文义一也。

十八、八正神明论

故日月生而泻

故日月生而泻，是为脏虚。

【按】上云：日始生则血气始精，卫气始行。又云：月生无泻，并言月不言日，且日亦不当言生也。"日"疑"曰"字古文同体之误，参看"其民故曰朴"条。

四时者所以分春、秋、夏、冬之气所在，以时调之也

四时者所以分春、秋、夏、冬之气所在，以时调之也，八正之虚邪而避之勿犯也。

【按】"调"下衍"之也"二字，本作"四时者所以分春、秋、夏、冬之气所在，以时调八正之虚邪而避之勿犯也"，今衍"之也"二字，文义隔绝。

慧然在前

慧然在前，按之不得，不知其情，故曰形。

【按】"慧然在前"，本作"卒然在前"。据注云：慧然在前，按之不得，言《三部九候》之中，卒然逢之，不可为之期准也。《离合真邪论》曰：在阴与阳，不可为度，从而察之。《三部九候》：卒然逢之，早遏其路，此其义也。注中两"卒然"字，正

释经文"卒然"在"前"之义，因经文误作慧然，遂改注中经文亦作"慧然在前"，非王氏之旧也。寻经文所以改误者，盖涉下文慧然独悟，口弗能言而误。王于下文注曰：慧然谓清爽也，则知此文之不作慧然矣。何不注于前而注于后乎？

十九、离合真邪论

不可挂以发者

不可挂以发者，待邪之至时而发针泻矣。

【按】"不可挂以发者"六字衍文，本作"待邪之至时而发针泻矣"。盖总承上文而结之，上文一则曰：其来不可逢，此之谓也。一则曰：其往不可追，此之谓也。此则总结之曰：待邪之至时而发针泻矣，正对黄帝候气奈何之问。今衍此六字，盖涉下文而误。下文云：故曰知机道者，不可挂以发，不知机者，扣之不发。今误入此文，义不可通。

二十、通评虚实论

脉气上虚尺虚

脉气上虚尺虚。

【按】王注言：尺寸脉俱虚。《甲乙经》作脉虚、气虚、尺虚，此少一虚字，多一上字。张啸山云：下文明列气虚、尺虚、脉虚三款，盖此文脱误。若如王注，则一脉而已。今考《甲乙经》及下文，则此上字即虚字之坏，又与气字误倒耳。盖虚字一坏而为此，此字再坏而为上也。

脉虚者不象阴也

脉虚者不象阴也。

【按】阴下疑脱"阳"字，阳与上文常字恇字为韵，脱"阳"字则失韵矣。且脉不能有阴无阳，脉虚而第谓不象阴，亦太偏举矣。王注谓：不象太阴之应气口者，脉之要会，手太阴之动脉，殊属望文，是则不象阴阳者，谓阴阳失其所应象耳。

二十一、太阴阳明论

身热不时卧

身热不时卧，上为喘呼。

【按】"时"字疑"得"字之误，以既云身热，又云喘呼，病正合不得卧也。王无注，后人或解不时卧为不能以时卧，其义则近矣。而不能以时卧，不当但云不时卧。《热论》云：故身热不得卧也。《刺热篇》云：热争则不得安卧。《逆调论》云：有不得卧不能行而喘者，有不得卧，卧而喘者。皆足以证其谬。

二十二、刺热篇

肝热病者脾热病者

肝热病者，小便先黄，腹痛多卧，身热。脾热病者先头肿，颊痛烦心，颜青欲呕，身热。

【按】肝热病者以下数句，当在脾热病者下，脾热病者下数句，当在肝热病者下，当是传写互置之误。否则其症两相牵强，细考自明。

二十三、逆调论

逢风寒如灸如火者

人有四肢热，逢风寒如灸如火者，何也？

【按】"寒"字当衍。下文云：逢风而如灸如火者，无寒字可证，且云四肢者阳也，两阳相得，惟止言风。故四肢阳，风亦阳，是为两阳。若寒则杂阴矣。《疟论》云：夫寒者阴气也，风者阳气也是也。

二十四、咳论

咳而遗失

大肠咳状，咳而遗失。

【按】"失"字当从《甲乙经》作"矢"，矢失形近，又涉下文两失字而误也。然如张志聪集注引廉颇坐顷三遗矢为证，则又非。古人大小便皆有矢称，廉颇之三遗矢必是小便，此遗矢乃大便，观于大肠可知。且下文言膀胱咳状，咳而遗溺正是小便则遗矢为大便益明矣。余曾治一妇人，咳必遗大便少许，不能自禁，正是此证。

二十五、风论

或为风也

或为风也。

【按】"或"字当涉上文诸或为字而误，盖本作同。故下文云：其病各异，其名不同，同误为或，则句不成义，或谓此风字指五脏风言，姑存其说。

然致有风气也

然致有风气也。

【按】有字吴崑本作自字是也。上文云无常方，故作转语云，然致自风气也，言虽无常方，然其致病则仍由风气耳。自误为有，则文不可解。林校正引全元起本及《甲乙经》："致"字作"故攻"。奚方壶校云：林校攻字衍，按今《甲乙经》：阳受病发风篇无攻字，则攻字为衍信，但作然故有风气也，仍不可解。窃疑全本及《甲乙经》亦作"然故自风气也"。故自风气与致自风气，惟故致文略别，要大致一也。

诊在口上

诊在口上，其色赤。

【按】"口"字当是"舌"之烂文。舌为心之苗，心病诊舌，方与上文肺诊眉上，下文肝诊目下相合。若口字则为脾之外候，文殊不类。

诊在肌上

诊在肌上，其色黑。

【按】"肌"字当是"䐐"字之误。《说文》：䐐，颊肉也。《集韵》义同。颊上为颧，颧正肾之外候也，至"䐐"之讹"肌"，犹"饑"之与"饥"，桂機之与机，不足为异。王冰注：水侮土也，不免望文生义。

二十六、痿论

枢折挈

枢折挈。

【按】挈上疑脱"不"字，故王注云：膝腕枢纽如折去而不相提挈，是王本明作不挈。若止言挈，何云不相提挈乎？且三字本不成义。

二十七、脉解篇

正月太阳寅

正月太阳寅，寅太阳也。

【按】上"太阳"二字衍，正月寅，寅，太阳也。太阳正申寅义，今有两太阳，则复叠无理矣。

二十八、调经论

而此成形

而此成形。

【按】此成二字盖倒，此者此五脏也，成此形，成五脏之形也。

志意通

志意通。

【按】吴崑于"通"下补"调"字，惟《甲乙经》明云：志意通达，则此脱"达"字，补"调"，非也。

神不足则悲

神不足则悲。

【按】此"悲"字作"忧"字为是，王注云："悲"一作"忧"，误也，则以不误为误矣。然固有作忧之一本也，林校正引《甲乙经》及《太素》，并全元起注本，亦并作忧。盖"忧"字古作"𢡄"，"𢡄"与"悲"，形相似而误也。

大气乃屈

大气乃屈。

【按】王注云：大气谓大邪气也。夫大邪气或止当云邪气，不可省"邪"字而曰"大气"。大气必指正气而言，疑此乃字为不字之误。

二十九、缪刺论

邪客于足阳明之经

邪客于足阳明之经。

【按】王注云：以其脉左右交于面部，故举经脉之病，以明刺处之类。林亿校正云：全元起本与《甲乙经》作络，作络者是也。上文云：如此者必互刺之，必中其经，非络脉也。故络病者，其痛与经脉谬处，故命曰谬刺。然则谬刺必在络，若在经则互刺，非谬刺矣。王注曲。

三十、气交变大论

其主苍早

其主苍早。

【按】早当读阜。《周礼·大司徒》：职其植物宜早物。陆释云：早音阜，本或作阜，是其证矣。彼郑注引司农云：早物柞栗之属，今此间谓柞实为早斗。"早斗"即"阜斗"也。依《说文》作草斗，《草部》云：草草斗栎实也。草即阜之正字。自草字为草木之义所专，故草斗之草作为阜。苍阜者苍色之阜，即大司徒职之早物也。王注乃云苍色之物，又早凋落，其说殊谬。或说据《广雅·释器》云：阜，黑也。又云缁谓之阜，缁亦黑也。《说文》徐铉校云：栎实可以染帛为黑色，则因其染黑，故引申之义为黑。此"阜"与"苍"连文，宜从黑义，苍阜即苍黑，似尚可备一通。然以下文"其主黔谷"证之，亦殆不然也。黔谷者黔色之谷，黔色之谷与苍色之阜可丽，以苍阜作苍黑义。句法背例矣，且曰其主苍黑，而不指其物，则其所主苍黑者，果何物也。

湿性燥

复则炎暑流火，湿性燥。

【按】王注云：火气复金，夏生大热，故万物湿性，时变为燥。据此燥字当不误。而吴崑注本，独作"臊"。注云：湿性之物，变生臊味。吴改字俱注中标出，此不标，则所据本与王本异，盖误本也。

三十一、五常政大论

其病摇动注怒

其病摇动注怒。

【按】"注"字疑"狂"字形近之误，否则义不可解。

火行子槁

火行子槁。

【按】"子"字无义，王无注。疑"干"字之误，于读为旱，或读为乾。以《戴记·月令》云：大火为旱，即火行旱槁之义也。《庄子·田子方篇》陆释云：干本作乾。

欧阳询《艺文类·旱类》引《洪范·五行传》云：旱之为言乾，万物伤而干不得水也。则读干为乾，即读干为旱矣。又，或曰："子"乃"芓"字之借。《说文·艸部》云：芓，麻母也，字亦作枲。《尔雅·释草》云：枲，麻母，谓麻母枯槁，故曰芓槁。此虽不改字，然义转不逮，姑两存之。

介虫不成

介虫不成。

【按】介虫盖本作鳞虫，上文既言介虫静，则不当复言介虫不成，此介之为误字甚明。且介虫不成上文属厥阴司天，此则阳明司天，亦末合复叠也。以上文推之，曰介虫不成，曰毛虫不成，曰羽虫不成，曰倮虫不成，所未言者鳞虫不成耳。此则介虫为鳞虫之误可知。又况凡言不成者，其在泉皆不举，如厥阴司天，介虫不成，在泉之毛虫、倮虫、羽虫而不举介虫。少阴司天，毛虫不成，在泉言羽虫、介虫而不举毛虫。太阴司天，羽虫不成，在泉言倮虫、鳞虫而不举羽虫。少阳司天，倮虫不成，在泉言羽虫、介虫毛虫而不举倮虫，则此下文在泉言介虫、毛虫、羽虫而不举鳞虫，于鳞虫不成，亦为合例。

三十二、六元正纪大论

有故无殒亦无殒也

有故无殒亦无殒也。

【按】于鬯云："亦无殒"也四字，不成义，疑下无字，本作有。盖治妇人重身，有不死，亦有死。故曰无殒，亦有殒也。王注言：故谓有大坚瘕痈痛甚不堪。又谓上无殒言母必全，亦无殒言子亦不死，俱强解难信。余独谓王注为可信，惟亦字上当添一字，义始通晓。

三十三、至真要大论

咳不止而白血出者死

咳不止而白血出者死。

【按】"而"字疑隶书"面"字之坏文，旧以白血连读，则血未有白者矣。王注云：白血谓咳出浅红色血，亦明知血无白色，故以浅红色假借之，然究勉强。

三十四、示从容论

皆失八风菀熟

皆失八风菀熟。

【按】今江浙间本如此，别本"熟"字多作"蒸"，蒸、熟二字，义本相成。"菀熟"即"菀蒸"也，惟疑作熟者是。《疏五过论》云：不知俞理五脏菀熟。王注云：熟，热也。彼有王注训"熟"为"热"，则明是菀熟非菀热，可见矣。

三十五、徵四失论

妄作杂术

妄作杂术。

【按】吴崑本"杂"作"离"，离、杂二字，古多互书。《周礼·形方氏》：无有乖离之地。郑注引杜子春云：离当为杂。《书》亦或为杂。《急就篇·分别部》：居不离厕。颜师古本：离作杂。

中编 训诂

一、上古天真论

成而登天

成而登天。

【按】成者圣人之道成也，登天即天位为天子也，鼎湖之言，乃秦汉诸儒附会之谈，古无是说，未可据为注释。《易·明夷传》曰：初登于天，照四国也。可证此经登天之义。故下文即云"乃问于天师，乃者天上"之词，见黄帝既登为帝，亦发此问也。

不时御神

不知持满，不时御神。

【按】林校曰：别本时作解，时字是。解字非也，时善也。不时御神，谓不善御神也。《小雅·頍弁篇》：尔殽现时。《毛传》曰：时，善也。《广雅》同。解与时形声均不相近，无缘致误，亦无由得通。盖后人不明时字之训而妄改之，且善亦有解义。学记相观而善之谓摩，《正义》曰：善，犹解也是也。则愈不必改为解矣。

夫上古圣人之教下也皆谓之

夫上古圣人之教下也皆谓之。

【按】林校曰：按全元起注本云，上古圣人之教也，下皆为之。《太素》《千金》同。杨上善云：上古圣人使人行者，身先行之，为不言之教。不言之教，胜有言之教，故下百姓仿行者众，故曰：下皆为之。全本、杨本、孙本及杨说是也。夫上古圣人之教也句，下皆为之句，下皆为之，言下皆化之也。书梓材厥乱为民，《论衡·效力篇》引作"厥率化民"，是"为"即"化"也。王本作谓者，为之借字耳。《左传·僖公五年》曰：一之谓甚，其可再乎。《六微旨大论》曰：升已而降，降者谓天，降已而升，升者谓地。《周语》曰：守府之谓多，胡可兴也。《晋语》曰：八年之谓多矣，何以能久。以上并以谓为"为"，为与谓一声之转，故二字往往通用。《说苑·君道篇》：则何为不具官乎？《晏子·春秋·问篇》：为作谓。《吕氏春秋·精输篇》：胡为不可。《淮南子·道应篇》：为作谓。正如《素问》下皆为之，而王氏所据本，为字作谓，盖假借皆主乎声。语辞之"为"通作"谓"，行为之"为"通作"谓"。为之为通作谓，故化为之"为"亦通作谓。王氏不达，误以"谓"为告谓之"谓"，乃升下字于上句也字之上。以"上古圣人之教下也"为句，"皆谓之"三字下属为句，失其旨矣。

恬惔虚无

恬惔虚无。

【按】恬憺，元熊宗立本明道藏本，均作恬憺，考《一切经音义十六》引《苍颉篇》曰：憺恬也，是憺憺同。憺之为憺，犹"澹"之为"淡"。《文选》潘安仁《金谷集作诗》：绿池泛淡淡。李善曰："淡"与"澹"同，然释音作"恬憺"，则宋本作恬憺。《阴阳应象大论》：乐恬憺之能。《移精变气论》：此恬憺之世，亦并作恬憺。

其民故曰朴

其民故曰朴。

【按】曰即日，顾炎武《金石文字记》云：唐人曰、日二字同一书法，惟"曰"字左角稍缺。《石经》：日字皆作曰。宋以后始以方者为日，长者为曰。然则作"其民故曰朴"者，唐以前写本也。林校正引别本曰作日，宋以后写本也。其实两本无异文，民曰朴，犹《孟子·尽心》篇言：民日迁善义。胡澍亦言之，而胡以为作日者，形似之误。并引《大戴礼·曾子·天圆篇》：故火日外景而金水内景。《淮南子·天文篇》：日作曰，则犹未知日、曰二字之同体也。

太冲脉盛

太冲脉盛。

【按】《新校正》云：全元起注及《太素》《甲乙经》俱作伏冲，下太冲同。考汉人书太字或作伏，汉太尉公墓中画像有伏尉公，字隶续云。字书有伏字，与大同音。此碑所云伏尉公，盖是用伏为大，即大尉公也。然则全本及《太素》《甲乙经》作伏冲，即太冲也。后人不识伏字，加点作伏，遂成异字。

发始堕

五七阳明脉衰，面始焦，发始堕。

【按】下文又曰：五八肾气衰，发堕齿槁，《长刺节论》曰：病大风，骨节重，须眉堕，王本"堕"字均无注。"堕"本作"髻"，《说文》：髻，发堕也，字通作堕，堕之为言秃也。《墨子·修身篇》：华发堕颠而犹弗舍，堕颠即秃顶也，发秃谓之堕。毛羽秃谓之髡，角秃谓之随，尾秃谓之橢，声义盖并同也。

此虽有子，男不过尽八八，女不过尽七七

帝曰：有其年已老而有子者何也？岐伯曰：此其天寿过度，气脉常通，而肾气有余也，此虽有子，男不过尽八八，女不过尽七七。而天地之精气皆竭矣。

【按】王注"此虽有子"三句曰：虽老而生子，子寿亦不能过天癸之数，此谬说也。详岐伯之对，谓年老虽亦有子者，然大要生子常期。男子在八八以前，女子在七七以前，故曰此虽有子，男不过尽八八，女不过尽七七，而天地之精气皆竭矣。男不过尽八八之男，即承上文之丈夫而言，女不过尽七七之女，即承上文之女子而言，并非谓年老者所生之子，何得云子寿亦不过天癸之数乎？且老年之子必不寿，亦无是理。

真人

余闻上古有真人者，提挈天地，把握阴阳。

【按】王注曰：真人谓成道之人也，殊觉泛而不切，且成与全义相因，无以别于下文淳德全道之至人，今按真人谓化人也。《说文》曰：真，仙人变形而登天也。从匕，匕即化之本字，从目，从乚，八所乘载也。是其义矣。

至人

中古之时，有至人者，淳德全道。

【按】王注曰：全其至道，故曰至人。林校引杨上善曰：积精全神，能至于应，故称至人。杨、王二注，皆望下文生义，不思下文言淳德全道，不言至德至道，殆失之矣。夫至者，大也。《尔雅》曰：旺，大也。郭璞作至。《释文》曰：旺，本又作至。《易·象传》曰：大哉乾元，至者坤元。郑注哀公问曰：至矣言至大也。高诱注《秦策》曰：至，犹大也。注《吕氏春秋·求人篇》曰：至，大也，是至人者，大人也。乾文言曰：夫大人者，与天地合其德。与此文有至人者，淳德全道，意义相似。《庄子·天下》曰：不离于真，谓之至人。不离于真，犹下文言亦归于真人也，故居真人之次。《论语》曰：畏大人，畏圣人之言，故在圣人之上。

举不欲观于俗

举不欲观于俗。

【按】张啸山校云：观，疑当作违，行不欲离于世，举不欲违于俗，所谓和光同尘也。此说当得之矣，惟违、观二字，音既不通，形亦各异，何缘致误。窃疑观为谨字之借。谨，喧哗也，言不为惊世骇俗也。

二、四气调神大论

使气亟夺

使气亟夺。

【按】夺即今脱字，王注以迫夺说之非是。

天气清净光明者也

天气清净光明者也，藏德不止，故不下也。天明则日月不明，邪害空窍。阳气者闭塞，地气者冒明，云雾不精，则上应白露不下交通，不表万物，命故不施，不施则名木多死。

【按】天气以清净而成其光明者也。清静谓无云雾不精之事，四时寒暑，雨曝时若，守其常度而不失，故不下为地气所冒也。藏守也，德常度也，不止犹不改也。若天气亢于上，则日月不能明照，而邪气充塞太虚矣。天明之明，作高明说，犹亢也。旧解谓大明彰则小明隐，夫天之明，即日月之明也。岂有日月不明而天独明之事，且又何所分于大小乎？天气闭塞，不下交通，地气上腾，蒙冒日月，如是者天地不交，阳亢阴郁，必见满天云雾，不化精微。云雾之精，即白露也，不能下而交通于地，不能旁敷于万物。表如表海之表，谓广被也，命令也。当阳不阳，当雨不雨，当寒不寒，当燠不燠。四时正令，不能顺施，有不名木多死者乎？凡亢旱之日夜必有云，晨必无露，土燥尘起，草木苍干，此人之所共知也。盖人之身，身半以上，天气主之；身半以下，地气主之。升降不利，清浊不分，渐成上盛下虚之病矣。是皆白露不下，正命不施之患也。以白露譬人身真阴，义最可思。

名木

名木多死。

【按】王注曰：名谓名果珍木。实未达名字之义，名，大也。名木，木之大者。《五常政大论》：则名木不荣。《气交变大论》：名木苍凋。《六元正纪大论》：名木上焦。名木皆谓大木，古或谓大为名，大山谓之名山。《中山经》曰：天下名山，五千三百七十，盖其余小者，不足数云。大川谓之名川，《庄子·天下篇》曰：名川三百，支川三千，小者无数，大都谓之名都。《魏策》曰：大县数百，名都数十。其义一也。

肺气焦满

逆秋气则太阴不收，肺气焦满。

【按】王注曰：焦谓上焦也，太阴行气，主化上焦，故肺气不收，上焦满也。然经言焦，不言上，安得臆决为上焦乎？焦即焦灼之焦，《礼记·问丧》：干肝焦肺。是其义也。

愚者佩之

道者圣人行之，愚者佩之。

【按】佩读为倍。《说文》：倍，反也。《荀子·大略篇》：教而不称师谓之倍。杨倞注曰：倍者，反逆之名也，字或作偝作背。圣人行之，愚者佩之，谓圣人行道，愚者倍道也。行与倍正相反，故下遂云：从阴阳则生，逆之则死，从之则治，逆之则乱。从与逆，亦相反。从即行逆即倍也，佩与倍古同声而通用。《释名》曰：佩，倍也。言其非一物有倍贰也，是古同声之证。《荀子·大略篇》：一佩易之。杨倞注曰：佩，或为倍。《左传·昭公二十年》：倍奸齐盟。《孟子·滕文公篇》：师死而遂倍之。并与背通。王注谓：圣人心合于道，故勤而行之；愚者惟守于迷，故佩服而已。此不得其解而曲为之说。古人之文恒多假借，不求诸声音而索之字画，宜其诘籀为病矣。

三、生气通天论

传精神

圣人传精神服天气，而通神明。

【按】传字义不可通，王注谓：精神可传，惟圣人得道者乃能尔，亦不解。所谓传当为抟字之误也。抟，聚也，抟聚其精神。即《上古天真论》所谓精神不散也。《管子·内业篇》：抟气如神，万物备存。尹知章注：抟谓结聚也，与此文语意相近，作传者古字通用。又，抟与专同，言圣人精神专一不旁骛也。《徵四失论》曰：精神不专。《宝命全形论》曰：神无营于众物，义与此相近。古书专一字多作抟。《系辞》：抟其静也专。《释文》曰：专，陆作抟。《左传·昭公二十年》：若琴瑟之专壹。《释文》曰：专本作抟。《史记·秦始皇纪》：抟心揖志。《索隐》曰：抟，古专字。《管子·立政篇》曰：一道路，抟出入。《幼管篇》曰：抟一纯固。《内业篇》曰：能抟乎？能一乎？皆为专一之证。惟今本抟均讹作博，则又以抟、博相似而误也。

因于湿，首如裹

因于湿，首如裹。

【按】此言病因于湿，头如蒙物，不瞭了耳。王注：蒙上文为说，谓表热为病，当汗泄之，反湿其首，若湿物裹之。则是谓病不因于湿邪之侵，而成于医工之误矣。且表热而湿其首，从古无此治法。王氏盖见下文有因而饱食，因而大饮，因而强力云云，相因为病，遂于此处之因于寒，因于暑，因于湿，因于气，亦相因作解。故有此谬说，不思彼文言因而，自是相因之病，此言因于则寒、暑、湿、热，各有所因，本不相蒙，何可比而同之乎？前后注相承为说皆误，而此注尤甚，故特辨之。

因于气为肿

因于气为肿。

【按】此气指热气而言，上云寒、暑、湿，此若泛言气则于上文不类，故知气谓热气也。《阴阳应象大论》曰：热胜则肿。本篇下注引《正理论》曰：热之所过，则为痈肿。可为一证。

四维相代

四维相代，阳气乃竭。

【按】此卫气郁滞也。血滞于脏则为积，气滞于脏则为聚，血滞于身则为痹，气滞于身则为肿，肿则四肢必有废而不用者。不用则不废者代其职矣，脊以代头，尻以代踵，代之义也。四末为诸阳之本，有所废而不用，久则阳气必偏竭矣，非气竭而死也。不曰不用，而曰相代者，痹气走刺无定，彼此互易，非四肢全废也。仲景曰：病人一臂不遂，时复转移在一臂是也。

汗出偏沮

汗出偏沮，使人偏枯。

【按】王注曰：夫人之身常偏汗出而润湿者，久之偏枯，半身不遂。林校曰：按：沮《千金》作祖，全元起本作恒，大抵王本并注是也。《一切经·音义》卷十引《仓颉篇》曰：沮，渐也。《广雅》曰：沮，润渐如湿也。《魏风》：彼汾沮洳。《毛传》曰：沮洳其渐洳者。《礼记·王制》山川沮泽。何氏《隐义》曰：沮，泽下湿地也，是沮为润湿之象，则经文本作"沮"字无疑。且沮与枯为韵也，孙本作"祖"，偏旁之讹。全本作"恒"，则全体俱讹矣。然考其致讹之由，意沮之左畔讹从心，《小雅·采薇正义》引郑氏《易》注：所谓古书篆作立心，与水相近者也。其右畔讹作亘，亘与且，今字亦相近，故合讹而为恒。

乃生大偻

乃生大偻。

【按】偻即下文"陷脉为瘘"之"瘘"字，瘘，正字，偻借字也。此用"偻"字，下文用"瘘"字，文异义同之例。古书多有之，王注不知"偻"之即"瘘"，而云形容偻俯，则"生"字何义乎？此言"大偻"，下文止言"瘘"，不言大。则陷脉者生小偻也，于义初不复。

因而强力

因而强力，肾气乃伤，高骨乃坏。

【按】王注云：强力谓强力入房也。夫经止言强力，何以知强力入房，不过因言肾气高骨，而下文又接论阴阳之道，遂以强力指入房，不知入房直合云因而入房。必不可舍入房而曰强力，强力自指强力而已。高世栻《直解》云：因而强力，风邪未去而强用其力也，过劳伤精。故肾气乃伤，肾主骨，故高骨乃坏，不涉入房之说，此为得之。

味过于苦，脾气不濡，胃气乃厚

味过于苦，脾气不濡，胃气乃厚。

【按】王注云：苦性坚燥，又养脾胃。故脾气不濡，胃气强厚。然既云味过，必是不善，必无过而善者。如王所说，是过而善矣。下文"味过于辛，筋脉沮弛，精神乃央"。王注云：沮，润也，弛缓也；央，久也，辛性润泽，散养于筋，故令筋缓脉润，精神长久。林校正云：此论味过所伤，难作精神长久之解。央乃殃也，所驳甚当。然则此条注，亦必误矣。高世栻云：苦者心之味，过苦则火克肺金。肺者天也，脾者地也，天气不降，则地气不升，故脾气不濡，濡灌溉也。脾为湿土，胃为燥土，两土相济，今脾气不濡，则胃气过燥，故胃气乃厚。厚，燥实也。此说得之，顾观光校云：脾气不濡，过于燥也，脾不为胃行其津液，胃气乃积而厚矣。胃气一厚，容纳遂少，反以有余成其不足，非强厚之谓也。与高解合。

筋脉沮弛，精神乃央

味过于辛，筋脉沮弛，精神乃央。

【按】王注曰：沮，润也，弛缓也；央，久也，辛性润泽，散养于筋。故令筋缓脉润，精神长久，何者辛补肝也。《脏气法时论》曰：肝欲散，急食辛以散之。用辛补之，此说亦非。沮弛之沮，与汗出偏沮之沮异义。彼读平声，此读上声，沮弛谓坏废也。《一切经音义》卷一引《三苍》曰：沮，败坏也。《小雅·小旻篇》：何日斯沮。《楚辞·九叹》：颜霉黧以沮败兮。《毛传》、王注并曰：沮，坏也。《汉书·司马迁传》注曰：沮，毁坏也。《李陵传》注曰：沮，谓毁坏之，弛本作弛。《襄二十四年·谷梁传》：弛侯。《荀子·王制》篇：大事殆乎弛。范甯、杨倞并曰：弛废也，或作弛。《文选·西京赋》：城尉不弛拆。薛综曰：弛，废也。本篇上文曰：大筋緛短，小筋弛长。緛短为拘，弛长为痿，痿与废相近。《刺要论》：肝动则春病热而筋弛。注曰：弛，犹纵缓也。《皮部论》：热多则筋弛骨消。注曰：弛，缓也，纵缓亦与废相近。《广雅》：弛纵置也，置即废也，是沮弛为坏废也。林校曰：央乃殃也，古文通用。如膏粱之作高粱，草滋之作草兹之类。按林读央为殃得之，汉无极山碑，为民来福除央。《吴仲山碑》而"遭祸央"，央并作殃，即其证。惟未解殃字之义，窃谓殃亦败坏之意。《广雅》曰：殃，败也。《月令》曰：冬藏殃败。《晋语》曰：吾主以不贿闻于诸侯，今以梗阳之贿殃之不可，是殃为败坏也。沮、弛、殃三字义相近，故经类举之。经意：辛味太过，木受金刑，则经脉为之坏废，精神因而败坏。故曰"味过于辛，筋脉弛沮，精神乃殃"。筋脉沮弛与《疏五过论》形体毁沮。《汤液醪醴论》"精气弛坏"同义。"精神乃殃"与上文"高骨乃坏"同义。王注：大与经旨相背，且此论味过所伤，而注牵涉于辛润、辛散、辛补之义，斯为谬证矣，或谓殃者尽也。《楚辞·离骚》：时亦犹其未央兮。王逸注曰：央，尽也。《九歌》：烂昭昭兮未央。注曰：央，已也，已与尽同义。"精神乃殃"，言精神乃尽也。

四、阴阳应象大论

病之形能也

此阴阳更胜之变，病之形能也。

【按】"能"读为"态"，病之形能也者，病之形态也。《荀子·天论篇》：耳、目、口、鼻形能各有接而不相能也，形能亦作形态。《楚辞·九章》：固庸态也。《论衡·累害》：态作能。《汉书·司马相如传》：君子之态。《史记·徐广本》：态作能。皆古人以"能"为"态"之证。下文曰："是以圣人为无为之事，乐恬憺之能。"能亦读为态，与事为韵，恬憺之能，即恬憺之态也。《五脏别论》曰：观其志意，与其病能，能亦读为态，与意为韵，病能即病态也。《风论》曰：愿闻其诊，及其病能，即及其病态也。《厥论》曰：愿闻六经脉之厥状病能也。厥状与病能并举，即厥状病态也。第四十八篇名《病能论》，即病态论也。《方盛衰论》曰：循尺滑涩，寒温之意，视其大小，合之病能。能亦与意为韵，即合之病态也。王于诸"能"字，或无注，或皮传其说，均由不得其读释音发音。于本篇上文"能冬不能夏"，曰奴代切，下形能同，则又强不知以为知矣。

五、阴阳离合论

阴之绝阴

厥阴根起于大敦，阴之绝阳，名曰阴之绝阴。

【按】既曰阴之绝阳，又曰阴之绝阴，义不可通。据上文太阳、阳明，并曰阴中之阳，则太阴、厥阴，应并言阴中之阴，疑此文本作"厥阴根起大敦，阴之绝阳，名曰阴中之阴"。盖以其两阴相合，有阴无阳，故为阴之绝阳，而名之曰阴中之阴也。两文相涉，因而致误。

六、阴阳别论

不得隐曲，女子不月

二阳之病发心脾，有不得隐曲，女子不月。

【按】王注曰：隐曲，谓隐蔽委曲之事也。夫肠胃发病，心脾受之，心受之则血不流，脾受之则味不化，血不流，故女子不月。味不化则男子少精，是以隐蔽委曲之事，不能为也。王氏此注有四失焉。本文但言女子不月，不言男子少精，增益其文，其失一也；本文先言不得隐曲，后言女子不月，乃增男子少精，而以不得隐曲，总承男女而言，使经文倒置，其失二也；女子不月，既著其文，又申以不得隐曲之言，而男子少精，必待注家补出，使经文详略失宜，其失三也；《上古天真论》曰：丈夫八岁，肾气实，发长齿更；二八肾气盛，天癸至，精气溢泻，是男子之精，与女子月事，并由肾气。少精与不月，应是同病，乃以女子不月属之心，而以男子少精属之脾，其失四也。下文云：三阴三阳俱搏，心腹满，发尽，不得隐曲，五日死。注云：隐曲为便泻也。然则不得隐曲，谓不得便泻。王注前后不照，当以后注为长，便泻谓之隐曲，盖古语如此，襄十五年《左传》：师慧过宋朝私焉。杜注曰：私，小便，便泻谓之隐曲，犹小便谓之私矣。不得隐曲为一病，女子不月为一病，二者不得并为一谈，不得隐曲从下注训为不得便泻，正与脾病相应矣。

生阳之属，不过四日而死

死阴之属，不过三日而死；生阳之属，不过四日而死。

【按】林校正云：别本作四日而生，详上下文义，作死者非。俞曲园云：按下文云，肝之心谓之生阳，心之肺谓之死阴。故王注于死阴之属，曰火乘金也。于"生阳之属"曰：木乘火也，是死阴生阳，名虽有生死之分，而实则皆死征也。故一曰"不过三日而死"，一曰"不过四日而死"。《新校正》云：别本作"四日而生"，全元起注本作"四日而已"，俱通。详上下文义，作死者非。此《新校》之谬说，盖全本作"四日而已者"，"已"乃"亡"字之误。别本作"生"者，浅人不察文义，以为死阴言死，生阳宜言生，故臆改之也。《新校》以死字为非，必以生字为是，大失厥旨矣，此说于经义甚得。凡言几日而死者，必是言死。若生则病本未死，未死则尚生，故无所谓几日而生也，观句法可见。又下文曰：所谓生阳死阴者，肝之心谓之生阳，心之肺谓之死阴，肺之肾谓之重阴，肾之脾谓之辟阴，死不治。死不治三字，总结上四句，则生阳、死阴、重阴、辟阴皆死疾。诚如俞说，惟引王注木乘火为说。则窃不然，王于下文肝之心谓之生阳。注云：母来亲子，故曰生阳，匪惟以木生火，亦自阳气主生尔，则王以生阳为真生，其言木乘火者，不过曰木生火而已。疑王本亦已误为生，故其说如此。

七、五脏生成论

其荣色也

心之合脉也，其荣色也。

【按】色为赤色，王注当不误。而林校正驳之云：王以赤色为面荣美，未通。大抵发于面之色，皆心之荣也，岂专为赤哉。窃谓林说转未当，此观于下文而可知，下文言五脏所生之外荣云，生于心如以缟裹朱，朱非正赤色乎？又云：生于肺，如以缟裹红；生于肝，如以缟裹绀；生于脾，如以缟裹栝楼实；生于肾，如以缟裹紫，是赤色之外，凡发见之色，生于肝、肺、脾、肾而不生于心也，且如红浅赤也。绀青赤也，栝楼实黄赤也，紫黑赤也，则即不生于心之色。亦复不离于赤，焉有明明言心，其荣色也。以赤色为未通乎？盖心生血，血色赤，此实浅可知者。王曰：火炎上而色赤，舍血言火，却似舍近言远耳。

色青如草兹者死

故色见青如草兹者死。

【按】兹本作滋，草滋草汁也，以草揉汁，色成青黑，故主死。于鬯谓：兹之言荐也，草兹者草荐也，草荐者草席也，古人多谓席为兹。《周礼·圉师》：职春除蓐。郑注云：蓐，马兹也。《尔雅·释器》云：蓐谓之兹。郭注云：兹者，蓐席也，草既成席，青色必干槁，故色如之者死，其说殊曲。若王注谓：如草初生之青色。其说尤谬，果如其色，是生色，非死色矣。

徇蒙招尤

徇蒙招尤。

【按】王注曰：徇，疾也，蒙不明也。言目暴疾而不明。招，谓掉也，摇掉不定。尤，甚也，目疾不明。首掉尤甚，谓暴疾也。王氏此说，甚为迂曲。考徇者，眴之假字；蒙者，矇之假字。《说文·目部》：眴，目摇也，或作瞬，童蒙也。一曰不明也，是眴矇并为目疾，于义甚显。注家泥"徇"之本义，而训为"疾"，斯多曲说矣。

八、五脏别论

六腑者传化物而不藏

六腑者传化物而不藏。

【按】云化物而不藏，则六腑即上文传化之腑。上文之传化之腑云：胃、大肠、小肠、三焦、膀胱，则止五腑。又云魄门亦为五脏使，水谷不得久藏，则魄门亦实传化之腑之一。合之成六腑，然则此六腑为胃、大肠、小肠、三焦、膀胱、魄门，与《金匮真言论》以胆、胃、大肠、小肠、膀胱、三焦为六腑者异，胆亦见上文乃奇恒之腑，非传化之腑，故舍胆而取魄门为六。夫脏腑之说，今世一从《金匮真言论》，而在古初无定论，故《灵兰秘典论》云：愿闻十二脏之相使贵贱何如？又《六节藏象论》云：凡十一脏取决于胆也，是合脏腑而通谓之脏矣。又《诊要经终论》言：十二月人气分两月配一脏，故五脏之外，又有头，则头亦为一脏矣。又《六节藏象论》及《三部九候论》并言九野为脏，神脏五，形脏四。王注云：所谓形脏四者，一头角，二耳目，三口齿，四胸中，则头角、耳、目、口、齿胸中亦为脏矣。又《脉要精微论》云：夫五脏者身之强也，而彼下文云：头者精明之府，背者胸中之府，腰者肾之府，膝者筋之府，骨者髓之府，则是五府也。而云五脏，五脏而又为头、背、腰、膝、骨矣。上文云：余闻方士，或以脑髓为脏，或以肠胃为脏，或以为腑，则当时脏腑之说，有争辩矣。

九、异法方宜论

一病而治各不同

黄帝问曰：一病而治各不同，皆愈，何也？岐伯对曰：地势使然也。

【按】下文分言五方之病与五方之治且不同，是帝所问者一病而治各不同，伯所对者，各病而治各不同也。故篇末结云：故治所以异而病皆愈，遂没法去"一病"二字，古人文章之疏如此。

其民嗜酸而食胕

其民嗜酸而食胕。

【按】"胕"即"腐"字，故王注曰：言其所食不芳香。《新校正》曰：全元起云食鱼也，食鱼不得谓之食胕，全说非。

十、移精变气论

故可移精，祝由而已

故可移精，祝由而已。

【按】《说文·示部》："福"，祝謟也，是字本作"福"。《玉篇》曰：祵，耻切，古文福，是字又作祵，比作"由"者，即"祵"之省也。王注曰：无假毒药，祝说病由，此固望文生训。《新校正》引全注云：祝由，南方神，则以由为"融"之假字，由融双声，证以昭五年《左传》：蹶由。《韩子·说林》：作蹶融，则古字本通。然祝融而已，文不成义。若然则以本草治病，即谓之神农乎，全说亦非。

十一、汤液醪醴论

必齐毒药攻其中

当今之世，必齐毒药攻其中，镵石针艾治其外也。

【按】齐当读为资，资，用也。言必用毒药及镵石针艾以攻治其内外也。《考工记》：或四通方之珍异以资之。注曰：故书资作齐，是资、齐古字通。

形施于外

形施于外。

【按】施为改易之义，《诗·皇矣篇》郑笺云：施犹易也。《集韵·纸韵》云：施，改易也。《荀子·儒效篇》杨注：读施为移，释为移易，移易亦即改易也。施与易亦通用，《诗·何人斯篇》：我心易也。陆释引《韩诗》：易，作施。《史记·韩世家》：施三川。《战国策》：施，作易，是也。形施于外者，谓形改易于外也。上文云：形，不与衣相保，则信乎其形改易矣。下文云："以复其形"，既改易其形，故复还其形，复与施义正针对。林校正谓："施"字疑误，非也。而如王注云：浮肿施张于身形之外，以施为施张，则必增浮肿以成其义，乃真误矣。高世栻改"施"为"弛"，犹可通，要弛亦改易之义。《尔雅·释诂》云：弛，易也，字亦通"驰"。《水经·河水》郦道元注引《竹书纪年》云：及郑驰地，谓以地相易也。皆改易之义也。

十二、诊要经终论

必以布憿著之

刺胸腹者，必以布憿著之，乃从单布上刺。

【按】憿当读缴。《广雅·释诂》云：缴缠也，檄即缴字，作憿者，借字。林校正引别本作"憿"，又作"檄"，俱借字也。张志聪训憿为定，谬矣。憿为憿幸之义，从无定字之训，《内经》家鲜通训诂率类是。

十三、脉要精微论

夫精明五色者

夫精明五色者，气之华也。

【按】王注曰：五气之精华，上见为五色，变化于精明之间也，殊误。精明、五色本是二事，精明以目言，五色以颜色言。盖人之目与颜色，皆能以决人之生死。下文曰："赤欲如白裹朱，不欲如赭，白欲如鹅羽，不欲如盐。青欲如苍璧之泽，不欲如蓝。黄欲如罗裹雄黄，不欲如黄土。黑欲如重漆色，不欲如地仓。五色精微象见矣，其寿不久也。"此承五色言之，以人颜色决生死也。又曰："夫精明者所以视万物，别白黑，审短长以长为短，以白为黑，如是则精衰矣。"此承精明言之，以人之目决生死也。王氏不解此节之义。故注下文精明一节云：诚其误也，不知此文是示人决生死之法，非诚庸工之误也，失经旨甚矣。

有余为精

反四时者，有余为精，不足为消。

【按】王注曰：诸有余，皆为邪气胜精也，邪气胜精，岂得但谓之精。王注非也，精之言甚也。《吕氏春秋·勿躬篇》：自蔽之精者也。《至忠篇》：乃自伐之精者。高诱注并训精为甚，有余为精，言有余者皆为过甚耳，王注未达古语。

虚静为保

持脉之道，虚静为保。

【按】"保"读为"宝"，《易·系传》：圣人之大宝。陆释引孟喜本，宝作保。《史记·周纪》：展九鼎保玉。裴解引徐广曰：保，一作宝，宝、保通用。《甲子经》：保作宝。王冰注：保定盈虚而不失，昧矣。此考古者所以不可不明假借也。

十四、平人气象论

前曲后居

死心脉来，前曲后居。

【按】居者直也，言前曲而后直也。《释名》释衣服曰：裾，倨也，倨倨然直，"居"与"倨"通。王注曰：居，不动也。失之。

十五、宝命全形论

木敷者其叶发

夫盐之味咸者，其气令器津泄，弦绝者其音嘶败，木敷者其叶发，病深者其声哕。人有此三者，是为坏府。毒药无治，短针无取，此皆绝皮伤肉，血气争黑。

【按】《新校正》云：按《太素》云：夫盐之味咸者，其气令器津泄，弦绝者其音嘶败，木陈者其叶落，病深者其声哕，人有此三者，是为坏府。毒药无治，短针无取，此皆绝皮伤肉。血气争黑，三字与此经不同，而注意大异。杨上善云：言欲知病微者，须知其候，盐之在于器中，津液泄于外，见津液而知盐之有咸也。声嘶知琴瑟之弦将绝，叶落知陈木之已尽。举此三物衰坏之徵，以比声哕识病深之候。人有声哕同三譬者，是为府坏之候。中府坏者病之深也，其病既深，故针药不得取。以其皮肉血气，各不相能故也，再详上善作此等注。义方与黄帝上下问答，义相贯穿，王氏解盐器津，义总渊微。至于注弦绝声嘶，木敷叶发，殊不与帝问相协，不若杨上善注。以上三句譬下一句，义为切当也。木敷叶发，亦当从彼作木陈叶落，本是喻其衰坏，自以陈落为宜也。惟人有此三者句，尚未得解。经云有此三者，不云同此三者，何得以同三譬说之，疑"此皆绝皮伤肉，血气争黑"十字当在"人有此三者"之上。绝皮一也，伤肉二也，血气争黑三也，所谓三者也。病深而至于声哕，"此皆绝皮伤肉血气争黑，人有此三者，是谓坏府，毒药无治，短针无取"，文义甚明。传写颠倒，遂失其义。又按：《太素》与此经止"陈""落"二字不同。而《新校正》云：三字者，盖"其音嘶败"，王本作"其音嘶嗄"。故注云："阴囊津泄而脉弦绝者，诊当言音嘶嗄败，易旧声尔"。又曰：肺主音声，故言音嘶嗄连文，是其所据经文，必作嘶嗄，不作嘶败。与《太素》不同，故得有三字之异也。

十六、评热病论

谷生于精

谷生于精。

【按】"于"字但作语辞，与上句"于"字不同。上句云：人之所以汗出者，皆生于谷，谓谷生汗也。此言谷生于精，非谓精生谷也。故王注云：言谷气化为精，精气胜乃为汗，然则止是谷生精耳。谷生精而云谷生于精，则"于"字非助辞而何。此犹《灵兰秘典论》云：恍惚之数，生于毫厘，毫厘之数，起于度量，亦止是恍惚之数生毫厘，毫厘之数起度量耳。是《素问》中固有用此"于"字一法。顾观光校：彼两"于"字，亦以为止是语辞。引《谷梁·文六年传》：闰月者，附月之余日也，积分而成于月者也为证。又细玩王注，言谷气化为精，似以为"字"代于字，王引之经传释词，却有于尤为也一释。然则谷生于精者，谓谷生为精，恍惚之数，生于毫厘，毫厘之数，起于度量者，谓恍惚之数。生为毫厘，毫厘之数，起为度量，亦未始非一解。然如《逆调论》云：肾者，水也，而生于骨，彼虽解作"生为骨"，亦可通。而《甲乙经》阴受病发痹篇作：肾者，水也，而主骨，无"于"字，则"于"但作语辞明矣。又如《战国·燕策》云：夫制于燕者苏子也，彼"于"字却不可解作"为"。鲍彪注云：言其制燕，则又明是语辞矣。

十七、逆调论

人身非常温也，非常热也

人身非常温也，非常热也。

【按】常本裳字。《说文·巾部》云：常，下裙也，或体作裳，是常裳二字，书传多以常为恒常义，而下裙之义，乃习用裳，鲜作常。致王注于此误谓异于常候，故曰非常。而不知下文云"人身非衣寒也"，以彼衣寒例此常温常热，则其即裳温裳热明矣。裳，犹衣也。小戴曲《礼记》孔义云：衣，谓裳也。可证。

十八、刺疟论

凡治疟先发如食顷，乃可以治

凡治疟先发如食顷，乃可以治。

【按】即下文云：先其发时如食顷而刺之也。王注先发亦云：先其发时。而张志聪集注乃云：先发如食顷者，侯其疟发如一饭之顷，而后刺之，则竟以先发为后发。其下文注引倪冲之曰：此先其发时与上节先发，文义少别，其字当着眼，是张实误于倪。要知有其字与无其字，绝无分别也。

十九、痹论

经络时疏，故不通

经络时疏，故不通。

【按】"通"即读为"痛"，"痛""通"并谐甬声，故得假借。《甲乙经》阴受病发病篇：作痛，正字也，此作通，假字也。不省通为假字，则既言疏，又言不通，义反背矣。而或遂以通为误字则不然，故不烦改通为痛。《素问》假字，于此最显，注家多不明其例，盖医工能习六书者甚少也。

凡痹之类，逢寒则虫

凡痹之类，逢寒则虫。

【按】"虫"当读为"痋"，"痋"谐为虫省声，故可通借。《说文·疒部》云：痋，动病也，字又作"疼"，即上文云。其留连筋骨者疼久，《释名·释疾病》云：疼痹，痹气疼疼然烦也，然则逢寒则痋，正疼疼然烦，所谓疼痹矣。段玉裁《疒部》注以释疾病之疼疼，即《诗·云汉篇》之虫虫，则又虫、痋通借之一证。抑元虚成实论音义引《说文》：动病作动痛。上文云：寒气胜者为痛痹。又云痛者寒气多也，有寒故痛也。然则逢寒则痋，解作逢寒则痛，亦一义矣。要因痛故疼疼然烦，两义初不背也。王注云：虫谓皮中如虫行，望文生义，不足为训。《甲乙经》阴受病发痹篇作"逢寒则急者"，属后人所改，下句云"逢热则纵"，"虫"与"纵"为韵，改作"急"则失韵矣。

二十、脉解篇

阳未得自次也

阳未得自次也。

【按】"次"当读为"恣"，恣谐次声，例得假借。《说文·心部》云：恣，纵也。阳未得自恣者，阳未得自纵也。

则为音俳

则为音俳。

【按】俳，顾观光校及张志聪注并读"痱"，义固可通。然疑王本此"俳"字实作"腓"，故注云：俳，废也。又云：舌喑足废，曰足废明释从足之跰字矣。不然何不如后之说曰：四支废耶？是知王本实作"跰"，不烦改读为痱。

二十一、病能论

其真安在

其真安在。

【按】真或云读为"瘨"，《说文·疒部》云：瘨，病也，或云读膜，《肉部》云：膜，起也，或谓真为诊之借，似后一说较长。

二十二、调经论

泾溲不利

泾溲不利。

【按】王注云：泾大便，溲小便也，谓大便为泾少见。林亿等《新校正》引杨上善云：泾作经，妇人月经也。吴崑注云：泾，水行有常也，言常行之小便不利也。则以泾、溲二字为侧义，亦望文。似杨说最近。

二十三、气交变大论

反胁痛

反胁痛。

【按】"反"亦病名也，即《至真要大论》所谓"诸转反戾"是也。王注云：反戾，筋转也。盖筋转谓之反戾，亦单曰反。反胁痛者，反戾与胁痛，即筋转与胁痛二病也。注家多误作一病解，则"反胁"二字不可通。王注又倒作胁反，胁反二字亦不可通。下文云：病反谵妄，谓病筋转与谵妄也。又云：反下甚谓筋转与下甚也。又云：病反暴痛，谓病筋转与暴痛也。又云：病反腹满，谓病筋转与腹满也，不知反之为病名。而连下读之，诸文悉不可通矣。

二十四、至真要大论

奇偶之制

君一臣二，奇之制也。君二臣四，偶之制也。君二臣三，奇之制也。君二臣六，偶之制也。

【按】一、三、五、二、四、六者，品数之单骈也。奇偶者所以制缓急厚薄之体，以成远近汗下之用者也，于品数之单骈何与耶？品数之单骈，于治病之实，又何与耶？制病以气，数之单骈无气也，盖尝思之，用一物为君，复用同气之二物以辅之，是物专性一，故曰奇也。用二物一补一泻为君，复用同气者各二物以辅之，是两气并行，故曰偶也。君二而臣有多寡，则力有偏重，故亦曰奇。臣力平匀，则亦曰偶。推之品数加多，均依此例。此奇偶之义，不可易者也。王氏辈皆专指数之单骈，且曰汗不以奇，而桂枝用三，下不以偶，而承气用四，以此为神明之致也，可为喷饭。

二十五、著至数论

疑于二皇

疑于二皇。

【按】"疑"当读为"拟"，林校正引全元起本及《太素》正作拟可证，"拟于二皇"，承上文"上通神农，著至教而言"。则二皇必更在神农之上，盖伏羲、女娲也。司马迁补《史记·三皇本纪》：以伏羲、女娲、神农为三皇，是伏羲、女娲正在神农之上。去神农而言，宜不曰三皇，而曰二皇。拟者正谓以神农足三皇之数也。王注支离不可训。

二十六、方盛衰论

亡言妄期

亡言妄期。

【按】"亡"当读"妄"，"亡言"即"妄言"也。吴崑本正作"妄言妄期"，然一用"借"字，一用"正"字，古书亦有此例。不必从作妄，《管子·山至数》所谓：不通于轻重，谓之妄言。此其义也。

二十七、解精微论

忧知于色

忧知于色。

【按】知当训见。《吕氏春秋》：自知论云：知于颜色。高诱注云：知，犹见也。《管子·心术篇》云：见于形容，知于颜色，知与见互文耳。然则忧知于色者，谓忧见于色也。

下编　句逗

一、生气通天论

夫自古通天者生之本，本于阴阳

夫自古通天者生之本，本于阴阳。天地之间，六合之内，其气九州，九窍五藏十二节，皆通乎天气。

【按】王冰以"其气九州、九窍"为句，既嫌穿凿，而吴鹤皋以"自古通天者生"为句，"之本本于阴阳"为句，无理特甚。夫自古犹从来也，言从来所谓通天者，万物生生之本，莫不本于阴阳。故天地之间，六合之内，其气充塞九州，而人在气中，其九窍五脏十二节皆通乎天气也。天气即阴阳也。

有伤于筋纵其若不容

有伤于筋纵其若不容。

【按】张啸山校云：其字似衍。不知此读有字小逗，下八字各四字句，则其字不当衍，纵容叶韵。

二、阴阳应象大论

亦知病所生以治，则无过以诊，则不失矣

按尺寸，观浮、沉、滑、涩，亦知病所生以治，则无过以

诊，则不失矣。

【按】林校正云：《甲乙经》作知病所在，以治无过。下"无过"二字读此为句，当依《甲乙经》为是。下文云：无过以诊则不失矣。"无过"上脱一"则"字，致王氏误断句，然无过以诊则不失矣，义实不晓。王注云：有过无过，皆以诊知，则所主治，无误失也。无过上漫添"有过"二字，即可见其说之未安矣。以治则无过，与以诊则不失，偶语也。至在生二字，犹各存无害。若高世栻读以治句，无过句，以诊句，则不失矣句，则上则字，不补亦可。

内经病机十九条之研究

简　介

　　本书凡二卷，上卷为病机十九条分析之研究；下卷为病机综合分析之研究。作者立足《内经》本义，参考前贤论述，并且结合临床实践，系统阐述病机理及实际运用，对学习和研究《内经》病机者颇有价值。

　　今以1932年上海中医书局铅印本为底本，与此1936年近代医学丛书选本（简称丛选本）对校，又与《金匮要略方论》《素问病机气宜保命集》《河间医学六书》《素问》《灵枢》和《医学正传》等书旁校。

目　录

上卷　分析之研究

下卷　合并之研究

上卷　分析之研究

一、诸风掉眩，皆属于肝

诸，犹言凡也。风，风病也。掉，摇也。眩，目花也，谓凡一切风病头摇目花之症，皆关于肝脏也。张景岳谓风类不一，故曰诸风。错认风病为风邪，大非。信如其说，则下文之诸热、诸寒，亦将有数类乎？夫风病皆自外来，《内经》所举目风、首风、漏风、泄风以及五脏风症，均可稽考，与肝脏何干！所种肝血虚而内风动者，乃后人所拟，非《内经》所有。其所以属于肝者，盖因在天为风，在地为木，在脏为肝，三者之气，互相感应，遂均归诸肝耳。

头摇之因，王肯堂主风火，谓二者皆主动，会之于巅，乃为摇也。张仲景则曰：心绝者，直视摇头。是头摇不仅由于风，中并挟火；不仅属于实，中并有虚。至《内经》太阴之复，头项痛重，掉瘛尤甚，则湿气内逆，亦能致之。目眩有内外因。内因者，眩而呕吐，头重不举，属痰饮；眩而因吐衄太甚，便血过多，及胎产后者，属血虚；眩而每早起发作，须臾自定，属肾脏阳衰，此其大要。更考刘河间曰：眩晕则呕吐，风热甚也。《医鉴》曰：眩晕者，痰因火动也。无痰不能作眩，虽因风者，亦必有痰。《入门》曰：眩晕皆称为上盛下虚，虚者气与血，实者痰涎风火。《正传》曰：眩晕者，中风之渐也。据此，则目眩有因风、因热、因痰、因虚、因气、因湿之异。其原因决非一肝字足以了之。故所谓肝者，当以风气通于肝而属之，作风邪解为是。况肝只表明病之场所，不能直指为病之原因，此理亦须明了。

二、诸寒收引，皆属于肾

寒，寒病也。收，拘也，敛也。引，相牵也。谓凡一切寒病筋脉拘牵，皆属于肾脏也。寒病之来，多属外感，如寒疟、寒痹、寒霍乱之类皆是。但亦有因五脏阳衰而起者，此伤寒、寒中之所由别也。既有内外之分，即不当统归于肾，不当统归而曰皆属于肾者，以寒气通于肾，正犹诸风之属于肝也。

收引为筋病。筋者，束骨而利机关，全赖血气之营养，寒则血气阻沍，失其柔和，而屈伸不利，故责之寒。《内经》所谓血气者，喜温而恶寒，寒则涩而不能流，温则消而去之是也。惟亦有因于燥热，气血耗涸而致者。《内经》曰：肝气热则筋膜干，筋膜干则筋急而挛。此丹溪以四物汤治筋急。《本事方》以养血地黄汤治筋急之本也。若《内经》又曰：湿热不攘，大筋软短，小筋弛长，软短为拘，弛长为痿。则湿热更能发病。因此，余疑收引之引字，或不作相牵解，"迳"作"纵缓"解。故《尔雅·释诂》训为长字，或收而拘，或引而长，总指屈伸不便也，惟此处以寒立论，仍以相牵之义为当。夫肝主筋，收引为筋病，今反不属肝而属肾，知肝肾为风寒之互词，益显已。

三、诸气膹郁，皆属于肺

气，气病也。膹，胀满也，郁，结而不舒也。谓凡一切气病胀满郁结，皆属肺脏也。肺主气，气失肃降，肺之病也。故气闭、气逆皆属之。然此仅就标而言，未能探本立论。《内经》曰：怒则气上。此气病之由于肝者；恐则气下。此气病之由于肾者；悲则心系急，肺布叶举，而上焦不通，荣卫不散，热气在中，故气消矣。此气病之由于心者，似未可以肺字论定。意者以百病皆生于气，气在身本一，因七情所感，化而为七，而肺主周身之气，遂依五脏六腑咳嗽之总关于肺胃之例而专属之。膹郁为胸部窒塞之候。如《内经》肺痹，《金匮》胸痹皆是，但推而广之，则痞气、支结、龟胸等症，何莫非膹郁之类，则其原因有因痰、因热之殊，决非专治肺脏所能收效。故《内经》对于郁证，曾立五治法，曰：木郁达之，火郁发之，土郁夺之，金郁泄之，水郁折之。郁之为义，可以不待繁引而大白，而五郁之生，又无不与气有关，则肺字指气分言，又彰彰矣。

四、诸湿肿满，皆属于脾

湿，湿病也。肿，肤肉浮满也。满，充盈也。谓凡一切湿病浮肿充满，皆属脾脏也。湿病详见《金匮·痉湿暍病脉证治》，其言曰：湿家之为病，一身尽疼，发热，身色如熏黄也。又曰：湿家身疼痛，夫湿为重浊之邪。有从外感者，有从内生者。山岚瘴气，天雨湿蒸，远行涉水，久卧湿地及穿汗衣湿衫，致湿气浸入肌肤，此外感不干脾也。膏粱之人，或食生冷瓜果，甜腻之品过度，致脾阳不运而化湿者，此内生而属于脾者也。然其甚者，外感之湿，每渐入于脏腑；内生之湿，每渐传于经络，非谓与脾绝不干系也。

肿除因湿外，有风寒热气诸因。惟要以水湿为最多。故《金匮》曰：腰以上肿，当发汗；腰以下肿，当利小便，张介宾谓未有不干于脾、肺、肾三脏者，其意以脾主运化精微，肺主气，行治节，肾主五液，行水。凡五气所化之液，悉属于肾；五液所行之气，悉属于肺；输转二脏，利水养肺，悉属于脾，论殊精当，且与经旨亦相吻合。满病，张三锡亦归于脾，谓由脾气虚及气郁不能运行，心下痞塞填满，终由中气不足也。陶节庵则曰：胸满多带表证，胁满多带半表半里，以邪自表传里，必先胸胁以至心腹入胃也。更考，《内经》太阴所至为中满，岁土太过，发为中满，则满属于脾为多，惟有内外湿之分耳。然此脾字，终当作湿字活看。

五、诸热瞀瘛，皆属于火

热，热病也；瞀，心中闷乱也。瘛，筋脉拘急也，谓凡一切热病昏闷筋急，皆属火邪也。《内经》曰：在天为热，在地为火，热属无形，火属有形，两者相通，此为热病属于火邪之所本，考诸热病，如中消证，谓火盛也，热泄证，小肠火盛也，热淋证，心肺火盛，不能滋其化源也。热霍乱证，脾胃火旺，传化失其常度也。果未有不根于火者，惟假热证在例外，不得以此为准则耳。

瞀，亦每属于火。考《尊生书》烦躁，心经热火病也。有内热头痛、气短心闷乱者，宜竹茹汤。有烦热睡卧不宁者，宜远志汤。有心虚烦，宜人参竹叶汤，皆从火字着眼。即《内经》

亦曰：夏脉者心也，不及则令人烦心。又曰：肾虚、肝虚，皆令人体重烦冤。盖阴虚则热生也。

瘛之发病，《内经》曰：心脉满大，痫瘛筋挛。又曰：火郁之发，民病呕吐瘛疭。又曰：少阳司天，客胜则为瘛疭，皆责诸火热。惟肝脉、心脉、脾脉急者，亦主瘛疭，则以火热之病瘛，在血液受伤，而寒邪之至，能使气血凝泣，其主要在血液二字也。是则瘛病可云血液病，较为妥协矣。若《原病式》则完全责之火，其言曰：热胜风搏，并于经络，风主动而不宁，风火相乘，是以热瞀瘛生，治宜祛风涤热之剂折其火。若妄加灼艾，或饮以发表，则死不旋踵云。

六、诸痛痒疮，皆属于心

疮，外疡也。谓凡一切痛痒疮疡，皆属心脏也。夫痛病多矣。即举《内经》而论，如头痛数岁不已，当有所犯大寒，内至骨髓，髓者以脑为主，脑逆故令头痛。又肝病者，两胁下痛引少腹，又巨阳虚则头项腰背痛，惟关于心者甚鲜，有之，惟邪在心则心痛，又手少阴之脉动则病嗌干心痛数条而已。因少数之心痛，而将一切痛病，皆属于心，疏陋实甚。意者以心属火，所谓皆属心者，指属于火而言。然考《内经》一般痛病，如寒气客于脉外则脉寒，脉寒则缩踡，缩踡则脉绌急，脉绌急则外引小络，故卒然而痛。寒气客于经脉之中，与炅气相薄则脉满，满则痛不可按也。寒气客于肠胃之间，膜原之下，血不得散，小络急引故痛。若此者，几十二条。责诸热者，只小肠痛一条，但小肠痛不尽因热，如寒气客于小肠，小肠不得成聚。

故泄腹痛是也。于此可见痛病之属寒者多，即以心字作火字解，亦多未妥也。

　　痒证极鲜，惟痒风属之。由于卫气素虚，腠理不固，风邪易入，浮游于皮肤之间，故《内经》云；虚邪搏于皮肤之间，其气外发，腠理开，毫毛摇气往来行则为痒。《伤寒论》云：风气相搏，必成瘾疹，身体为痒，痒者名泄风。又脉迟为无阳，不能作汗，其身必痒。是痒以风邪皮肤病为多，而不干于心，亦不干于火也。惟《周礼》云：夏时有痒疥疾。则因疥疮而作痒，以火热郁发，不能疏泄而致之。疮为疡疮之简称，一切痈疽皆属之，均由气血阻滞而起。《内经》所谓：夫血脉营卫，周流不休，上应星宿，下应经数。寒邪客于经络之中，则血泣，血泣则不通，不通则卫气归之不得复反，故痈肿。既然属于心，此复归诸寒邪，未免抵牾。总之，疡疮种类繁多，寒热杂见，决非只字所能尽，善乎？薛立斋之言曰：当别属阴属阳，或半阴半阳而治之。若泥于肿疡，禁用辛热之说，不分受证之因，变证莫能枚举。盖深有恶于属心之流毒也。

七、诸厥固泄，皆属于下

　　厥，手指清冷也。固，禁锢，谓便结也。泄与固反，谓便不禁也。谓凡一切厥冷、大小二便闭结、遗泄，皆属下焦也。厥有寒热之分。《内经》云：阳气衰于下，则为寒厥；阴气衰于下，则为热厥。但未有不根于下者，惟此下字，究指何物而言，则更考诸《内经》。足之三阳起于足五指之表，三阴起于足五指之里，故阳气胜则足下热，阴气胜则五指至膝上寒。是所谓下者，乃浑指三阴三阳而言，亦即为此处皆属于下之所本。张景岳直释下为肾气亦得。至《内经》所论厥病不一，如阳气者，烦劳则张，精绝，辟积于夏，使人煎厥。又阳气者，大怒则形气绝，血菀于上，使人薄厥等皆是。惟煎厥、薄厥等，著意在煎字、薄字，厥字不过表明其病由气厥于中，与此处不可并列而言也。

固为二便不通。大便不通，有因胃实者，有因血虚者，有因热秘者，有因冷结者，有因风秘者，有因津液亡失者，原因复杂，岂一下字所能赅尽。至若小便不通，有因肾水燥热者，有因气滞不利者，有因小肠热者，有因肺气闭者，亦岂一下字所能赅。后人因念肾开窍于二阴，遂以下为肾之代名词，其理论上信有可取，而事实上则破坏不完矣。泄与固对待，谓二便不固也。但考大便不固之原因，《内经》云：春伤于风，夏生飧泄。又暴注下迫，皆属于热。又诸病水液，澄澈清冷，皆属于寒。又清气在下，则生飧泄。又湿胜则濡泄。此可见诸邪皆能发病也。再考《难经》云：胃泄者，食不化，色黄。脾泄者，腹胀满，肢体重着，中脘有妨，面色萎黄，泄注，食即呕逆。大肠泄者，食已窘迫，大便色白，肠鸣切痛。小肠泄者，泄而便脓血，小腹痛。此可见诸脏腑皆能发病也。小便不固，考《尊生书》云：肺虚不能为气化之主，故溺不禁。又肝肾二经病，则气血失常，莫能约束水道之窍，故遗溺不止。又小肠主传送，故其气虚亦患遗溺，又膀胱水泉所藏，虚则不能收摄而溺自遗。又老人淋漓不禁，多由于虚寒而间亦有热，妊娠尿出不知，或由脬热，或脾肺气虚。据此则诸经诸邪亦皆能致，正与大便不固之不得统属于下可知，故疑其所谓下，乃统指下焦也。

八、诸痿喘呕，皆属于上

痿，肺痿也。喘，息促也。谓凡一切肺痿、喘息、呕吐，皆属上焦也。《金匮》云：肺痿有吐涎沫而咳者，有吐涎沫而不咳者，其人不渴，必遗尿，小便数。所以然者，以上虚不能制下故也，此为肺中冷，必眩，多吐涎，宜温之。夫肺位至高，此所以曰：属于上也。张景岳守《内经》肺热叶焦，发为痿躄一语，而指为足痿证候。实与下文喘呕，不相连属，非也。

喘亦肺脏病。《内经》云：阴争于内，阳扰于外，魄汗未藏，四逆而起，起则熏肺，使人喘鸣，可证也。但又言：夜行则喘出于肾；有所堕恐，喘出于肝；有所惊恐，喘出于肺；度水跌仆，喘出于肾与骨；则五藏亦皆有之。特未有不关于肺脏者耳。呕之为病，则有数类。《内经》云：太阴所谓食则呕者，物盛满而上溢，故呕也，又云：足厥阴肝所生病者，胸满呕逆。《金匮》云：呕而发热者，小柴胡汤主之，又云：呕而胸满者，吴茱萸汤主之，然归纳之，不外脾胃为主，肝胆为辅，故李东垣主重脾虚，而沈金鳌注意胃逆也。惟脾胃为中焦，与肺何涉，而亦曰属上，则吾人于此一点，可以证明上条皆属于下之非专指肾脏病。盖上条与此条互相对待，意谓诸厥固泄，皆中下病，故曰属下，诸痿喘呕，皆上中病，故曰属上，自后世以下归肾、上归肺，而支离牵强，经旨全失，此不善读者之过也。

九、诸禁鼓栗，如丧神守，皆属于火

禁，当作噤，牙关拘紧也。鼓，鼓颔也。栗，战栗也，如丧神守，不能自主也。谓凡一切口噤鼓颔、战栗而不能自制，皆属于火也，噤之原因，一由于风寒之袭入而筋挛脉急，一由于风热之内煽而筋脉燥急，鼓栗之原因，每由阳虚内寒，《内经》所谓阳并于阴，则阴实而阳虚，阳明虚则寒栗鼓颔也。但执此而论，则皆属于火，宁非皆属于寒之误，不知此正《内经》之精细处也。盖阳虚而寒，但畏寒而不发鼓栗，纵有之，亦少数，若寒而鼓栗，往往火郁之候，火为邪郁，不得发越，则抗拒而生鼓栗。证之《内经》云：阳明所谓洒洒振寒者，阳明者午也，五月盛阳之阴也，阳盛而阴气加之，故洒洒振寒也。又曰：厥阴在泉，风淫所胜，病洒洒振寒，治以辛凉。又云：阳明司天之政，清热之气，持于气交，民病振寒。可以洞晓，得此旨者，惟东垣、立斋、守真数人而已。盖上焦不通，则阳气抑遏，而皮肤分肉无以温之，故寒栗。东垣升阳益胃汤用升发之剂，开上焦以伸阳气出外温之也。丹溪吐出，寒痰，亦开发上焦，使阳气随吐升发出外温之也，故寒栗皆愈。而守真谓古人遇战栗之病，有以大承气汤下燥粪而愈者，主持尤力，但务须认症真切，庶不偾事。

十、诸痉项强，皆属于湿

痉，身体强直也。项强，项部不柔和也。谓凡一切身项强直，皆属于湿也。痉病之成因，莫详于《金匮》。而《内经》次

之,《金匮》曰:太阳病,发汗太多,因致痉。又曰:风病下之则痉,复发汗,必拘急。又曰:疮家虽身疼痛,不可发汗,汗出则痉,似痉病之成因,在血液津液受伤,而不能营养筋脉,所谓血液津液受伤者,即燥邪为患也,痉病既由于燥,则与湿邪无干,而《内经》必欲归之于湿,何耶?盖阳气者,精则养神,柔则养筋。燥固足以致筋脉拘急,湿则阳气阻遏,亦足致筋屈不伸。试更检《金匮》之文述之,如曰:病者,身热足寒,头项强急,恶寒,时头热,面赤目赤,独头动摇,卒口噤,背反张者,痉病也。若发其汗者,寒湿相搏,其表益虚,即恶寒甚,发其汗已,其脉如蛇。此未发汗前宜桂枝加附子汤,发汗后宜甘草附子汤之候。如曰:暴腹胀者,为欲解,脉如故,反伏弦者痉,此干姜附子汤之候,是痉病亦有阳虚不能养筋而致者,未可以燥字绳之。善乎!张石顽曰:若不通篇体会,乌知先圣立言之旨,旨哉言乎?后世陈无择、张景岳辈,只知亡血筋无所营,因而成痉,盖未能窥《内经》《金匮》之堂奥者也。

项强本痉之属,有因天行时气发热,至晚腰背痛,头项强身重者,宜凉膈散之属,有因太阳中风,加以寒湿,而项强几几,脉反沉迟者,宜桂枝加瓜蒌汤之属,则亦有属燥、属湿之分,而未可一例也。

十一、诸逆冲上,皆属于火

诸逆冲上,为一般病象说法,非病之专称也。谓凡一切上逆之症,皆属于火也。但就逆字而论,狭义言之,凡犯上皆为逆。广义言之,则凡不循轨道行者,皆曰逆。如胃宜降,升则为逆；脾宜升，降亦为逆。此在《内经》太阴阳明篇道之綦详，不难索玩。亦即《内经》逆调论中言：人之阴阳、水火、营卫、表里、上下，皆当和调，病之所由成，皆违逆调和使然之旨也。惟诸逆冲上病症之最著者，莫喘息、呕吐若。然《内经》曰：不得卧，卧而喘者，是水气之客也。又咳嗽烦冤，是肾气之逆也。《金匮》曰：先渴却呕者，为水停心下，此属饮家，又呕而胸满者，吴茱萸汤主之，则寒湿之候，正亦不鲜。意者以火性炎上，遂以上逆之证，皆属于火，殊不免受五行之迷蒙也。

十二、诸胀腹大，皆属于热

胀，皮肉膨胀也。腹大，腹部胀满也。谓凡一切胀满皆属于热也，夫胀之为病，五脏六腑皆有之，《内经》云：心胀者，短气烦心，卧不安；肺胀者，虚满而喘咳；肝胀者，胁下满而痛引少腹；脾胀者，善哕，四肢烦冤，体重不能胜衣，卧不安；肾胀者，腹满引背央央然，腰髀痛；胃胀者，腹满，胃脘痛，鼻闻焦臭，妨于食，大便难；大肠胀者，肠鸣濯濯而痛，冬日重感于寒，则飧泄不化；小肠胀者，少腹䐜胀，引腰而痛；膀胱胀者，少腹满而气癃，三焦胀者，气满于皮肤中，轻轻然而不坚；胆胀者，胁下痛胀，口中苦，善太息。皆斑斑可考，更考致胀之原因，则大都属于寒。观曰：厥气在下，营卫留止，寒气逆上，真邪相攻，两气相搏，乃合为胀。又曰：肤胀者，寒气客于皮肤之间，鼕鼕然不坚，腹大，身尽肿，皮厚，按其腹，窅而不起，腹色不变。亦斑斑可考，即其他鼓胀、单腹胀等，多由脾弱停滞，亦何尝属之于热，胀之属于热者，仅肠胃

热而便结有之，非可通论也，

至于腹大，似与胀病相类，而不知大不相同，以胀病不限形体，五脏六腑皆有之，而腹胀则仅限于形体，且仅限于腹部。前人每以胀则腹大，故以腹大与胀并称，实非。名称既定，乃得考其病理，则亦以寒者为多，《内经》云：脐以下皮寒，胃中寒则腹胀，肠中寒则肠鸣飧泄，胃中寒，肠中热，则胀而且泄；胃中热，肠中寒，则疾饥，小腹痛胀。两两比较，益觉彰明显著，即以《金匮》所言：腹满时减，复如故，此为寒，当与温药。腹满不减，减不足言，当须下之，宜大承气汤条证之，亦非尽属热。《内经》以腹大属热，正与诸胀同弊。

十三、诸躁狂越，皆属于火

躁，烦躁也。狂，狂妄也。越，行动越轨，即失常也。谓凡一防烦躁狂妄失常，皆属于火也。而烦与躁实不同，烦者，胸中烦，为内热也。躁者，身体手足躁扰，或裸体不欲近衣，或欲投井中，为无根之外热，宜附子理中、四逆辈热药治之。若投凉药，则顷刻喘汗外脱而死。然表证不得汗，内外皆热而躁乱不宁者，非取汗不定。又火客心包或酒客膏粱，上焦不清，令人烦躁，又非凉剂不除。又有汗下后热不止而发狂烦躁，面赤咽痛者，此热乘少阴之经，更宜葶苈苦酒汤探吐之。成无己曰：烦为扰乱而烦，躁为愤激而躁，合而言之，烦躁为热；析而言之，烦阳也，躁阴也，烦为热之轻者，躁为热之甚者。陈无择曰：内热曰烦，外热曰躁。又考《内经》云：少阴之复，懊热内作，烦躁鼽嚏。少阳之复，心热烦躁。是躁之为病，皆属于火，信矣。然《内经》又曰：岁水太过，寒气流行，邪害心火，病身热烦心躁悸。阴厥则躁，固有不属于热者，特少数耳。

狂越与躁，为同气所化。《内经》云：有病怒狂者，生于阳也。阳气者，暴折而难决，故善怒，病名曰阳厥。何以知之？阳明者常动，巨阳、少阳不动，不动而动大疾，此其候也。治之夺其食即已。夫食入于阴，长气于阳，故夺其食即已。又云：阳明病甚，则弃衣而走，登高而歌，或至不食数日，踰垣上屋，所上之处，皆非其素所能也，病反能者何也？四肢者，诸阳之本也。阳盛则四肢实，实则能登高也。热盛于身，故弃衣欲走也。阳盛则使人妄言骂詈，不避亲疏而不欲食，不欲食故妄走也。凡此皆足证狂越之属火，惟更有进者，则狂越为神志病，每由于七情而发。《内经》所谓悲哀动中则伤魂，魂伤则狂妄不精，又谓喜乐无极则伤魄，魄伤则狂，皆属至语也。

十四、诸暴强直，皆属于风

暴，猝然也。强直，筋失柔和也。谓凡一切猝然筋脉强直之病，皆属于风也。风为阴中之阳邪，中则气血凝泣，不能营养，遂致强直。正如《伤寒论》太阳病之头项强痛，又太阳病其证备，身体强，几几然也。夫强直之来，有因燥者，《金匮》所谓太阳病发汗太过，因致痉是也。有因湿者，《内经》所谓诸痉项强，皆属于湿是也。有因热者，薛新甫所谓若心肝风热，用钩藤汤是也。有因寒者，王肯堂所谓头项强急，发热恶寒，脉浮而紧，此寒客三阳经是也。有因痰者，朱丹溪所谓头项不能回顾，动则微痛，痰客太阳经，治用二陈汤加酒芩、羌活、红花是也。亦有因于内者，《本事方》所谓肾气上攻，项背不能转侧，虚寒宜椒附散是也。然则强直之病，不尽属风明矣。不尽属风而曰皆属于风者，则暴字宜注意。盖圣人避风如避矢石，以风邪之来，急切甚于他邪，其来急则其发暴，故曰属风也。今人不能注意暴字，而曲引强直之属风，更认此风为内风，失经旨远矣。至于强直，究属何病，昔人多未道出，以余观之，乃痉病耳。考《说文》云：痉，强直也。则强直为痉可知，其所以不称痉者，以痉之范围狭，而强直之范围广耳。

十五、诸病有声，鼓之如鼓，皆属于热

有声，肠鸣之类也；如鼓，腹胀之谓也。谓一切肠鸣腹胀，皆属于热也。《内经》曰：肠中寒，则肠鸣飧泄。《金匮》曰：腹中寒气，雷鸣切痛，附子粳米汤主之。是肠鸣之不属于热也，又曰：胃中寒，则腹胀。《金匮》曰：腹胀时减，复如故，此为寒。是腹胀不属于热也。今独皆责之热，未免牵强，窃谓有声之病，诚以寒邪为多，而如鼓之病，则正属于热。盖曰如鼓者，非一切腹胀之病，乃谓腹胀而坚如鼓皮之急也。腹胀而坚，惟《伤寒论》阳明腑证为最著。仲景每用大承气汤、小承气汤下之，其理不难探见。《内经》所谓泄之则胀已者是也，惟肠鸣之症，更得而申之。大抵除寒之外，更有挟虚者，《内经》云：中气不足，肠为之苦鸣。《金匮》云：肠鸣，马刀侠瘿者，皆为劳得之，有痰湿者，《金匮》云：呕而肠鸣，心下痞者，半夏泻心汤主之。亦有因脏寒有水者，因胃火激动其水者。王肯堂于

前者用理中汤加肉桂、茯苓，车前，后者用二陈加黄连、黄芩、山栀。是统计之，以寒气、水湿为多，而热症实不多靓耳。

十六、诸病胕肿，疼酸惊骇，皆属于火

胕，肤肿也。谓一切浮肿、酸痛、惊骇，皆属于火也。浮肿之病，以水湿为多，《内经》曰：上下溢于皮肤，故为胕肿。胕肿者，聚水而生病也。又曰：勇而劳甚则肾汗出，肾汗出，逢于风，内不得入于脏腑，外不得越于皮肤，客于玄府，行于皮里。

传为胕肿，皆可为证。其他寒胜则浮，下肿曰水，在诸湿肿满条，已论之详，可以会通，痛之发病，亦以寒邪为多，已详诸痛痒疮条。惟《内经》云：寒伤形，热伤气，气伤痛，形伤肿，则颇关在火耳。"酸"与"痠"通，《内经》云：骨髓酸痛。是考《内经》《伤寒》《金匮》，痠、疼二字每并用，《集韵》训"痠"，痠疼也，《博雅》训"痠"，痛也。实则经络之抽掣作酸者曰"痠"。痠甚至痛者曰疼，与寻常肤体之痛不同。此处疼痠并用，可以知所本矣。

惊骇为病，考《内经》云：脾移热于肝，则为惊。又云：胃足阳明之脉，是动闻木音则惕然而惊。又曰：少阳所至为惊恐。是惊骇以火热为多。然《三因方》云：五饮停蓄，闭于中脘，最使人惊骇，属饮家。李东垣云：六脉俱大，按之空虚，必面赤善惊，此气盛多而亡血，以甘寒镇坠之剂，朱丹溪云：惊悸因事有所大惊而成者，是惊骇亦有因痰饮、因血虚、因外界而得者，未可一例以火字绳之。

十七、诸转反戾，水液浑浊，皆属于热

转及反戾，指转筋也。水液，指小便也，谓凡一切转筋溲浑，皆属于热也。转筋之病，《内经》云：足太阴之下，血气皆少，则善转筋，踵下痛，朱丹溪云：转筋皆属血寒，是转筋有属寒者，不仅热之为患。然衡心论之，寒热参半，盖寒则收引，热则筋膜干，皆使筋似转而缩短。小便浑浊之原因，则有属肝热者，《内经》云：肝热病，小便先黄是也。有属胃实者，《内经》云：有余于胃，则消谷善饥，溺色黄是也。有属肺虚者，《内经》云：肺气虚则少气不足以息，溺色变是也。有属肾虚者，《内经》云：冬脉不及，则令人胁中清，脊痛，小便变是也。惟大抵以属热为多，故《内经》又曰：少阴司天，热淫所胜，溺色变，少阳之胜，溺赤、善惊。阳明司天，燥气下临，暴热至乃暑。阳气郁发，小便变，俱属铁证。

十八、诸病水液，澄澈清冷，皆属于寒

本条与上文相对待，谓凡一切小便清冷，皆属于寒也。小便之浑浊，既属于热，则清冷者，自可执以为寒。试以自然界之现象证之，天寒则潭清，天热则水浊，可三反也。小便清长之文，不见于《内经》《伤寒论》《金匮》诸书。惟于肾阳衰弱之人，每多有之，于此可知浑浊属于热而偏于实，清冷属于寒而偏于虚也，又张景岳谓水液不限于小便，上下所出，皆得言之。今姑本之，以言呕吐清水。《内经》云：太阴之复，呕而密默，唾吐清液，治以甘热。《金匮》云：心胸中有停痰宿水，自

吐出水后，心胸间虚，气满，不能食，茯苓饮主之。《千金方》云：治痰饮水吐无时节者，因饮冷过度，遂令痹，胃气羸，不能消于饮食。饮食入胃，皆变成冷水，反吐不停，赤石脂散主之。则水液清冷之症，又皆可为属于寒之佐证也。

十九、诸呕吐酸，暴注下迫，皆属于热

暴注下迫，泄泻急迫不禁也。谓凡一切呕吐急泻，皆属于热也。夫呕病非尽热也，《千金方》云：呕家多服生姜，乃呕吐之圣药也。《金匮》云：诸呕吐，谷不得下者，小半夏汤主之。又云：呕家本渴，渴者为欲解，今反不渴，心下有支饮故也，小半夏汤主之。又云：卒呕吐，心下痞，有水，眩悸者，小半夏加茯苓汤主之。又云：呕而胸满者，吴茱萸汤主之。夫生姜、半夏、吴萸皆燥热之品，以燥热之品治呕，其为寒可知。《内经》本火主炎上之义，遂以呕吐概责火热之上逆，未免偏见。然呕非无属热者，其闻谷气则呕，药下亦呕，或伤寒未解，胸中有热，关脉洪者，均属热证，但不若寒证之多耳。吐酸之候，辨论之烈者，莫如东垣与丹溪。东垣主寒，其言曰：呕吐酸水者，甚则酸水浸其心，不任其苦。其次则吐出酸水，令上下牙酸涩，不能相对，以大辛热剂疗之必减。酸味者，收气也。西方肺金旺也。寒水乃金之子，子能令母实，故用大咸热之剂泻其子，以辛热为之佐，以泻肺之实，以病机之法，作热攻之者误矣。盖浊气不降，欲为中满，寒药岂能治之乎？丹溪主热，其言曰：吞酸，《素问》明以为热，东垣以为寒，何也？夫吐酸与吞酸不问，吐酸似吐出酸水如醋。平时随津液上升之气，郁

而成积，成积既久，湿中生热，故从木化，遂作酸味，非热而何？其有郁积之久，不能自涌而出，伏于肺胃之间，咯不得上，咽不得下，肌表得寒郁，则内热愈郁，而酸味刺心，肌表温暖，腠理开发，或得香热汤丸，津液得行，亦可暂解，非寒而何？但东垣不言外得风寒，而作收气立说，欲泻肺金之实，又谓寒药不可治酸，未合经旨。余尝用黄连、吴萸，酸自得安。观二家之论，有如水火，但以实际言，吐酸以寒者为多，而暴吐酸则挟火上逆，当以热多为是。此处虽不言暴，观下文之暴注下迫，不无有连带夫系。

　　下利亦寒证为多，《伤寒论》以四逆汤为主方是也。但下利而至暴注下迫，则属于热。张洁古所谓：暴泄非阴，久泄非阳是也。其候腹痛泻水肠鸣，痛一阵，泻一阵，脉数疾，或洪大，其治益元散加芩、连、淡竹叶、灯心之属。今人但知暴注下迫之为下利，而不知急缓之间，迥然不同，然则读古人书，正一字不可放松也。

下卷　合并之研究

一、原因之统计

凡一病至少有寒热之对待，其次虚实表里，俱有分别，此寒热、虚实、表里，所以为辨病之大纲也。今《内经》率一字以判之，未免失于偏颇，兹姑以其所述归纳，而求其发病原因之种类。

甲：属于风者，二条。

诸风掉眩，皆属于肝。诸暴强直，皆属于风，

乙：属于寒者，二条。

诸寒收引，皆属于肾。诸病水液，澄澈清冷，皆属于寒。

丙：属于湿者，二条。

诸湿肿满，皆属于脾。诸痉项强，皆属于湿。

丁：属于火者，六条。

诸痛痒疮，皆属于心。诸热瞀瘛，皆属于火。诸禁鼓栗，如丧神守，皆属于火。诸逆冲上，诸属于火。诸躁狂越，皆属于火。诸病胕肿，疼酸惊骇，皆属于火。

戊：属于热者四条。

诸胀腹大，皆属于热，诸病有声，鼓之如鼓，皆属于热。诸转反戾，水液浑浊，皆属于热。诸呕吐酸，暴注下迫，皆属于热。

己：属于其他者，三条。

诸气膹郁，皆属于肺，诸痿喘呕，皆属于上。诸厥固泄，皆属于下。

综上归纳，火热二者占十条，已过总数之半。经云：在天为热，在地为火，二者之气，异名同类，岂千般疢难，大半可以火热治之，而浪用寒耶，此对于本文，不能无怀疑者也。六气为风寒暑湿燥火，今仅风、寒、湿、火、热五项，而遗燥、暑二项，燥为火之余气，暑为热之变态，虽可属于火热，但考发病，决不能与火热同例，其阙漏遗简，亦使对于本文不能无怀疑者也。至此，十九条虽多可信之处，终不能使后人无异议。张景岳谓：火有虚实，实火为热，虚火即为寒。《内经》本不以一字印定，亦终勉强。

二、是非之审核

三消为热病矣，而有移寒于肺之症，厥逆为寒病矣，而有热深厥深之症。此病非单纯，不能以一方面判断，可以明已，但三消毕竟以热为多，厥逆毕竟以寒为多，则直指属热属寒，亦无不可。《内经》病机十九条之成立，殆即以此为标准乎？反言之，以其言寒而认为纯寒，言热而认为纯热，率以十九条为绝对的评判，或不免失《内经》之本旨乎？爰审核实际上所得之结果，以多数、少数两项，再为归纳如下。

甲：多数如是者，十一条。

诸风掉眩，皆属于肝；诸寒收引，皆属于肾；诸气膹郁，皆属于肺；诸湿肿满，皆属于脾；诸热瞀瘛，皆属于火；诸厥固泄，皆属于下；诸痿喘呕，皆属于上；诸躁狂越，皆属于火；

诸暴强直，皆属于风。诸转反戾，水液浑浊，皆属于热。诸病水液，澄澈清冷，皆属于寒。

乙：少数如是者，八条。

诸痛痒疮，皆属于心，诸禁鼓栗，如丧神守，皆属于火。诸痉项强，皆属于湿，诸逆冲上，皆属于火，诸胀腹大，皆属于热。诸病有声，鼓之如鼓，皆属于热，诸病胕肿，疼酸惊骇，皆属于火。诸呕吐酸，暴注下迫，皆属于热。

此种分别，自知亦不免武断，但求彻底明了计，不得不设此假定。依此假定，可靠者已属大半，其属少数者，亦非绝对不成立。是知《内经》此文，对于诊断上，殊有相当之价值。盖吾侪治学，最畏无归束，既有归束，不难本之以推阐变化。况一病之来，必有兼症可参，脉舌可鉴。假定为寒而兼症脉舌无寒之现象，自不泥寒而治，然则有以此为不可信者，未能深思者也。

三、补充之商榷

十九条中，遗阙"燥"字，故《原病式》增"诸涩枯涸，干劲皲揭，皆属于燥"一条，并申之曰：物湿则滑泽，干则涩滞，燥湿相反故也。如遍身中外燥滞，皆属燥金之化。或麻者，亦由于涩，水液衰少而不得通利也。枯者，不荣；涸，无水液；干，不滋润；劲，不和柔。皲揭者，皮肤启裂，以燥金主于紧敛也。今按燥为火之余气，故《易》曰：燥万物者，莫炽乎火，而燥非特为火，如呕吐、汗下太过，亦能致之。总由津液、水血不充也。是以治火可用苦寒，治燥必用甘寒；火郁可以发，燥胜必用润；火可以直折，燥必用濡养，二者截然不谋。《内经》既以六气为主，燥之病症，确有补充之必要。惟必泥秋金之气化，而不能从燥之生成立论，未免太拘，能知此理，则诸痉项强，诸暴强直，以及诸转反戾，无不含有燥字之意义也。

十九条中，更遗"暑"字，不知暑即是热，此意惟王潜斋言之最透。其言曰:《经》云：热气大来，火之胜也，阳之动，始于温，盛于暑。盖在天为热，在地为火，其性为暑，是暑即热也，并非二气，或云暑必兼湿者，亦误。暑与湿原是二气，虽易兼感，实非暑中必定有湿。譬如暑与风亦多兼感，岂可谓暑中必兼风耶？若谓热与湿合，始名为暑，然则寒与风合，又将何称。更有妄立阴暑、阳暑之名者，亦属可笑。如果暑必兼湿，则不可冠以阳字。若知暑为热气，则不可冠以阴字，其实彼所谓阴暑，即夏月之伤于寒湿者耳。观此，则经文虽遗暑字，正复不须蛇足矣。

四、各家之学说

研究病机之最深者，亦推崇病机之最力者，当推刘守真，尝以十九条衍为《原病式》二卷，分五运主病、六气为病两大纲，阐发至尽。惟探其源，则以火热为归，以完成其寒凉之一派。兹节录其《保命集》中病机论一篇于后，以见一斑，论曰:察病机之要理。施品味之性用，然后明病之本，故治病不求其本，无以去深藏之大患。掉眩、收引、膹郁、肿胀、诸痛痒疮，皆根于内也。百病之生，皆生于风、寒、暑、湿、燥、火，以之化之变也。

　　诸风掉眩，皆属于肝者，风胜则动。肝者，罢极之本，魂之居也，其华在爪，其充在筋，以生血气，其味酸，其色苍，为将军之官，谋虑出焉，此为阴中之少阳，通于春气，其脉弦。王注曰：肝有二布叶，一小叶，如木甲折之状，故《经》所谓其用为动，乃木之为动。火太过之政亦为动，盖木火之主暴速，所以掉眩也、掉摇也、眩昏乱也、旋运皆生风故也，是以风火皆属阳，阳主动，其为病也，胃脘当心痛，上支两胁，隔咽不通，食饮不下，甚则耳鸣、眩转、目不识人、善暴僵仆、里急缩戾、胁痛呕泄，甚则掉眩巅疾、两胁下痛引小腹、令人善怒也，虚则两目䀮䀮无所见，耳无所闻，善恐如人将捕之。凡病肝木风疾者，以热为本，以风为标，故火本不燔，遇风烈乃焰，肝本不甚热，因金衰而旺，肺金不胜心火，木来侮于金，故诸病作矣，其为治也，燥胜风。王注曰：风自木生，燥为金化，风余则制之以燥，肝胜则治以清凉，清凉之气，金之气也，木气之下，金气承之。又曰：风淫于内，治以辛凉，肝欲散，急食辛以散之，故木主生荣而主春，其性温，故风火则反凉而毁折，是兼金化，制其木也。故风病过极而反中外燥涩，是反兼金化也，故非为金制其木，是甚则如此。中风偏枯者，由心火暴甚，而水衰不能制，则火实克金，金不能平木，则肝木胜而兼于火热，则卒暴僵仆。凡治消瘅、仆击、偏枯、痿厥气满发，肥贵膏粱之疾也。故此脏气平则敷和，太过则发生，不及则委和。

　　诸痛痒疮，皆属于心者。热胜则肿，心者，生之本，神之变也，其华在面，其充在血脉，为阳中之太阳。通于夏气，其脉钩，其味苦，其色赤，为君主之官，神明出焉，此为阳中之阳也。王注曰：心形如未敷莲花，中有七空，以导引天真之气，神明之宇也。经所谓其用为燥，火性燥动，其明于外，热甚火赫，烁石流金，火之变也，燔炳山川，旋反屋宇，火之灾眚也。故火非同水，水智而火愚，其性暴远，其为病也，为胸中热，嗌干，右胠满，皮肤痛，寒热，咳嗽喘唾血，血泄鼽衄，嚏呕，溺色变，甚则疮疡胕肿，肩、背、臑、缺盆中痛，疡疹身热惊惑，恶寒战栗，谵妄悲妄，衄蔑语笑，疮疡血流，狂妄目赤，胸中痛，胁支满，胁下痛，背、膺、胛、肩间痛，两臂痛；虚则胸腹大，胁下与腰背相引而痛。其为治也，以寒胜热。王注曰：小热之气，凉以和之；大热之气，寒以取之；甚热之气，汗以发之，发之不尽，逆制之，制之不尽，求其属以衰之。又曰：壮水之主，以制阳光。经曰：气有多少，病有盛衰，治有缓急，方有大小，此之谓也。是以热淫于内，治以咸寒，佐以甘苦，以酸收之，以苦发之。心欲软，急食咸以耎之。君火之下，阴精承之，火气之下，水气承之，是故火主暴虚，故燥万物者，莫炽乎火，夏月火热极甚，则天气熏和，而万物反润，以水出液，林水津流，及体热极而反汗液出，是火极而反兼水化，俗以难辨认，了是作非，不治已极，反攻正气，是不明标本，但随兼化之虚象，妄为其治，反助其满，而害于生命多矣。故此脏平则升明，太过则赫曦，不及则伏明。王注曰：百端之起，皆自心生。

诸湿肿满，皆属脾土者，湿胜则濡泄。脾者，仓廪之官（本），营之居也，名曰器，能化糟粕，转味而出入者也，其华在唇，其充在肌，其味甘，其色黄，故为仓廪之官，又名谏议之官，五味出焉，此至阴之类，通于土气，为阴中至阴，脾也，其脉缓。王注曰：脾形象马蹄，内包胃脘，象土形也。其用为化，兼四气聚散，复形群品，以主溉灌肝心肺肾，不主于时，寄王四季。经所谓善不可见，恶乃可见也，其变骤注，其灾霖溃。其为病也，胕肿骨痛阴痹，按之不得，腰脊头颈痛，时眩，大便难，阴气不用，饮不欲食，咳唾则有血，积饮痞膈，中满，霍乱吐下，为善饥肉痿，足不收行，胁膜呕吐，泄注下。王注曰：脾热之生，虚则腹满、肠鸣、飧泄。食不化者，有胃之寒者，有胃之热者。色白澄澈清冷，皆属于寒；色黄，水液浑浊，皆属于热。故仲景曰：邪热不杀谷，火性疾速，此之谓也。其为治也，风胜湿，湿自土生，风为木化，土余则制之以风。脾盛治之以燥，故湿伤肉，湿胜则濡泄，甚则水闭胕肿。王注曰：湿为水，水盛则肿，水下形肉已消。又曰：湿气为淫，皆为肿满，但除其湿，肿满自衰。湿气在上，以苦吐之；湿气在下，以苦泄之，以淡渗之。治湿之法，不下小便，非其治也。故湿淫所胜，平以苦热，佐以酸辛，以苦燥之，以淡泄之。若湿上甚而热，治以苦温，佐以甘辛，以汗为故而止。湿淫于内，治以苦热，佐以酸淡，以苦燥之，以淡泄之。脾苦湿，急食苦以燥之。又曰：土气之下，木气承之。《本草》曰：燥可去湿，桑白皮、赤小豆之属。王注曰：半身以上，湿气有余，火气复郁，所以明其热能生湿。《经》所谓风寒在下，燥热在上，湿气在中，火行游其间，是以热之用矣。故土主湿，雾云雨而宏静，雨热极甚则飘骤散落，是反兼风木，制其土也，若脾热甚土自邕，燥去其湿，以寒除热，脾土气衰，以甘缓之，所以溏泄、积饮、痞膈肿满、湿热、干痼、消渴，慎不可以温药补之。故积温成热，性之温，乃胜气之药也，故此脏喜新而恶陈，常令滋泽，无使干涸，土平则备化，太过则敦阜，不及则卑监。

诸气膹郁、病痿皆属于肺者，燥胜则干，肺者，气之本，魄之处也，其华在毛，其充在皮，其味辛，其色白，而为相傅之官，治节出焉，为阳中之少阴，通于秋气，其脉毛。王注曰：肺之形象人肩，二布叶一小叶，中有二千四空行列，以布分诸脏清浊之气，经所谓其用为固，其变肃利，其眚苍落。其为病也，骨节内治，左胠胁痛，寒清于中，感而痛，太凉革候，咳腹中鸣，注泻鹜溏，咳逆心胁满引小腹，善背痛，不可反侧，嗌干，面尘色恶，腰痛，丈夫㿗疝，妇人小腹痛，浮虚鼽尻、阴、股、膝、腨、胻，是病皱揭。实则喘咳逆气，肩背痛，汗出，尻、阴、股、膝、髀痛，虚则少气不能振息，耳聋嗌干。其为治也，热胜燥，燥自生金，热为火化，金余则治之以火，肺胜则治之以苦。又曰：金气之下，火气承之，燥淫于内，治以苦温，佐以苦辛，以苦下之，若肺气上逆，急食苦以泄之。王注曰：制燥之胜，必以苦温，故受干病生焉。是以金主于秋而属阴，其气凉，凉极，天气清明而万物反燥，故燥若火，是金极而反兼火化也。故病血液衰也。燥金之化极甚，则烦热气郁痿弱，而手足无力不能收持也。凡有声之痛，应金之气，故此脏平气则审平，太过则坚成，不及则从革。

诸寒热，皆属于肾者，寒胜则浮，肾者主蛰，封藏之本，精之处也，其华在发，其充在骨，其味咸，其色黑，为作强之官，伎巧出焉，为阴中之阴，通于冬气，其脉石。王注曰：肾脏有二，形如豇豆相并，而曲附于脊筋，外有脂裹，里白表黑，主藏精，故《仙经》曰：心为君火，肾为相火，是言在肾属火而不属水也，《经》所谓：膻中者，臣使之官，喜乐出焉，故膻中者，在乳间之下，合在于肾，是火居水位，得升则喜乐出焉。虽君相二火之气，论其五行造化之理，同为热也。故左肾属水，男子以藏精，女子以系胞；右肾属火，游行三焦，兴衰之道由于此。故七节之傍，中有小心，是言命门相火也。《经》所谓：其变凝冽，其眚冰雹。其为病也，寒客心痛，腰腿痛，大关节不利，屈伸不便，若厥逆痞坚，腹满寝汗；实则腹胫肿，喘咳身重，汗出憎风；虚则胸中痛，大小腹痛，清厥，意不乐。王注曰：大小腹，大小肠也。此所谓左肾水发痛也。若夫右肾命门相火之为病，少气，疮疡疥癣痈肿，胁满胸背，首面、四肢浮肿，腹胀呕逆，瘕疝，骨节痛有动，注下温疟，腹中暴痛，血溢流注精液，目赤心热，甚则瞀昧暴痛、瞀闷懊忱、嚏呕、疮疡、惊躁、喉痹、耳鸣、呕涌、暴注、䐜瘕、暴死。瘤气，结核，丹熛，皆相火热之胜也，其为治也，寒胜热，燥胜寒，若热淫于内，治以咸寒，火淫所胜，平以咸冷。故相火之下，水气承之，如寒淫于内，注以甘热，佐以甘辛。寒淫所胜，平以辛热。又曰：肾苦燥，急食辛以润之。肾欲坚，急食苦以坚之。故水本寒，寒急则水冰如地，而能载物，水发而雹雪，是水寒亢极，反似克水之土化，是谓兼化也。所谓寒病极者，反肾满也。左肾不足，济之以水；右肾不足，济之以火，故此脏水平则静顺，不及则涸流，太过则流衍。

诸厥固泄，皆属于下者，厥谓气逆，固谓禁固。气逆则肝肾失守，失守则不能禁固，出入无度，燥湿不恒，故气下则愈也。《经》所谓：厥气上行，满脉去形。

诸痿喘呕，皆属于上。肺者，脏之长也，为心之华盖，故肺热叶焦发痿躄，是气郁不利，病喘息而呕也，呕谓呕酸水，火气炎上之象也。胃火热甚，则为呕也，若衰火之炎，痿躄则愈，利肺之气，喘息自调也。道路开通，吐呕则除，凡病呕涌溢食，皆属之火也。王注曰：内格呕逆，食不得入，是有火也，《经》所谓：三阳有余则为痿易。王注曰：易，有变易常用，而痿弱无力也。故此者热之明矣。

诸热瞀瘛，皆属于火者，热气甚则浊乱昏昧也，瞀视乃昏也。《经》所谓病筋脉相引而急，名曰瘛者，故俗为之搐是也。热胜风搏并于经络，故风主动而不宁，风火相乘，是以热瞀瘛而生矣。治法祛风涤热之剂，折其火势，热瘛可立愈，若妄加灼火，或饮以发表之药，则死不旋踵。

诸禁鼓栗，如丧神守，皆属于火者，禁栗惊惑，如丧神守，悸动怔忪，皆热之内作，故治当以制火，使其神守血荣而愈也。

诸痉项强，皆属于湿者。寒湿同性，水火同居，故足太阳膀胱经属水而位下，所以湿可伤。其脉起自内眦，上额交于巅上，其支别从巅入络于脑，还出别下项，故主项强。太阳表中风，加之以湿客于经中，内挟寒湿，则筋脉抽急，故痉项强而不柔和，此太阳伤风，当详有汗、无汗，治以流湿祛风发表而愈也。

诸逆冲上，皆属于火者，冲，攻也，火气炎上，故呕涌溢食不下也。

诸胀腹大，皆属于热，肺主于气，贵乎通畅，若热甚则郁于内，故肺胀而腹大，是以火主长而高茂，形见彰显，升明舒荣，皆肿之象也，热去则见自利也。

诸躁狂越，皆属于火者，胃实则四肢实，而能登高也，故四肢者，诸阳之本，《经》所谓阴不胜阳，则脉流搏疾，病乃狂，是以阳盛则使人妄言骂詈，不避亲疏，神明之乱也。故上善若水，下愚若火，此之谓也。治之以补阴泻阳，夺其食则病已。

诸暴强直，皆属于风者，暴虐而害也，强劲有力而不能和柔也，乃厥阴风木势甚而成此。王注曰：阳郁于内，而阴行于外。《千金》曰：强直为风，治以泻火补金，木能自平也。

诸病有声，鼓之如鼓，皆属于热，腹胀大而鼓之有声如鼓者，热气甚则然也。《经》所谓热胜则肿，此之类也。是以热气内郁，不散而聚，所以扣之如鼓也。诸腹胀大，皆为里证，何以明之？仲景曰：少阴病，腹胀不大便者，急下之，宜大承气汤，所谓土胜坚水则干急，与大承气汤下之，以救肾水，故知无寒，其热明矣。

诸病胕肿，疼酸惊骇，皆属于火者，胕肿热甚，内则阴气滞故也。疼酸由火实制金，不能平木，则木旺而为酸，酸者，肝之味也。故《经》所谓：二阳一阴发病主惊骇。王注曰：肝主惊。然肝主之，原其本也，自心火甚则善惊，所以惊则心动而不宁也，故火衰水平，治之本也。

诸转反戾，水液浑浊，皆属于热者，热气燥烁于筋，故筋转而痛，应风属于肝也。甚则吐不止，暍热之气，加之以泄，湿胜也。若三气杂，乃为霍乱。故仲景曰：呕吐而利，名为霍乱，故有干霍乱，有湿霍乱。得其吐利，邪气得出，名湿霍乱也，十存八九。若不得吐利，挥霍撩乱，邪无所出，名曰干霍乱，十无一生。二者因冒暑中热，饮食不节，寒暑气不调，清浊相干，阴阳乖隔，则为此病。若妄言寒者，大误矣。故热则小便浑而不清，寒则洁而不浊，故井水煎沸，则自然浑浊也。

诸病水液，澄澈清冷，皆属于寒者，水液为病，寒也，故水清净，其气寒冷，水谷不化而吐利，其色白腥秽，传化失常，食已不饥，虽有邪热，不杀谷而不饥者，无倦而常好动，其便色黄而酸。王注曰：寒者上下所出，及吐出溺出也。又法曰：小寒之气，温以和之。

诸呕吐酸，暴注下迫，皆属于热者，流而不腐，动而不蠹，吐呕吐酸者，胃膈热甚，则郁滞于气，物不化而为酸也，酸者，肝木之味，或言吐酸为寒者，误也。暴注者，是注泄也，乃肠胃热而传化失常，《经》所谓清气在下，则生飧泄。下迫者，后重里急，窘迫急痛也。火性急速而能造物故也。俗云虚坐努责而痛也。

诸涩枯涸，干劲皴揭，皆属于燥者，枯涩者，枯涩气衰少，血不荣于皮肉，气不通利，故皮肤皴揭而涩也，及甚则麻痹不仁。涸干者，水少火多。《系辞》云：燥万物者，莫熯乎火。故火极热甚，水溢干而不润于身，皮肤乃启裂，手足有如斧伤，而深三二分者，冬月甚而夏月衰。故法曰：寒能收敛，收敛则燥涩皴揭，热能纵缓，则滋荣润泽，皆属燥金之化也。王注曰：

物之生，滑利；物之死，枯涩。其为治也，宜开通道路，养阴退阳，凉药调之，荣血通流，麻木不仁，涩涸干劲皴揭，皆得其所，慎无服乌附之药。《经》所谓金木水火土，运行之数，寒暑湿燥火风，临御之化，不失其道，则民病可调。

内经病机十九条之研究终。